大成拳五形动功

李照山　孙志勇　主编

北京体育大学出版社

图书在版编目（CIP）数据

大成拳五形动功 / 李照山等主编. -- 北京：北京
体育大学出版社，2016.7
ISBN 978-7-5644-2352-0

Ⅰ.①大… Ⅱ.①李… Ⅲ.①大成拳－五形动功
Ⅳ.①R214

中国版本图书馆CIP数据核字(2016)第178657号

大成拳五形动功

李照山　孙志勇　主编

策划编辑：秦德斌	责任编辑：秦德斌
审稿编辑：苏丽敏	责任校对：成昱臻
版式设计：秦德斌　华泰联合	

出　　版：北京体育大学出版社
地　　址：北京市海淀区中关村北大街信息路48号
邮　　编：100084
邮 购 部：北京体育大学出版社邮购部　010-62989432
发 行 部：010-62989320
印　　刷：北京昌联印刷有限公司
开　　本：710 mm×1000 mm　1/16
成品尺寸：170 mm×240 mm
印　　张：7
印　　数：5000册
字　　数：125千字
版　　次：2018年8月第1版第1次印刷
定　　价：25.00元

作者简介

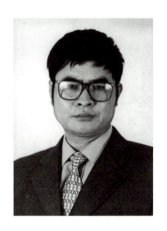

　　李照山　河南息县人，出生于1955年8月5日，副教授。在河南大学就读期间，有幸师从王安平先生学习站桩功和五形动功。后又成为著名大成拳中兴之主王选杰先生的嫡传弟子。

　　多年来，李照山先生在从事院校教学工作的同时，从未放弃对武术的研习、探求和传播。他刻苦练功，连续8年共16次赴异地向两位恩师求学，节假日、下班后几乎都是他的练拳时间；为了技艺的求精，他还广交益友，向其他门派高手虚心求教。他不仅主持了中原大成拳研究中心学术研讨和信阳大成武校的主教练工作，还代师承办了全国性的大成拳函授学员面授班，他的速效式教学法能使学员快速入门，得到了求学者的赞扬。他先后发表论文120多篇，出版了《大成拳精典探秘》《大成拳断手绝技》《大成拳养生真传》《大成拳核心训练法》《大成拳入门与实战》等多部专著，以及《大成拳养生健舞》等教学光碟。

　　李照山先生的武学事迹曾被多家媒体报道与宣传。《精武》杂志社刊发了《大成拳之魂——记大成拳名家李照山》、武术报告文学《走进李照山》等。从2002年1月开始，中国教育电视台、北京、天津、河南、武汉、山东等13家电视台在"搏击擂台——人物风云榜"栏目先后做了专题报道。

作者简介

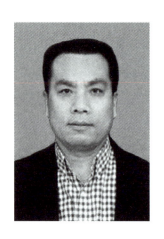

孙志勇　1970年11月出生于河南柘城，自幼酷爱武术，曾习少林、太极等多种传统武术，但因缺乏专业人士指导，虽苦于钻研，却不得要领。1988年5月，结识了大成拳实力派名家李照山先生，从此便拜师求艺，步入了大成拳学习的求学正道。凭着对武术的酷爱和坚持，渐悟武道之精髓。在基础体能提升方面，以站桩为根基，克服了初始的肢体疼痛和精神困乏的艰辛阶段，终使"内气"自然而生，并由此加深了对大成拳的执着。在系统学习试力、走步、发力、推手、实作等妙法后，对武学的感悟和体认有了飞跃性的变化。由站桩、试力、发力所产生的笃实整体力和高强度的穿透力在他身上得以验证。此后，他又完整地学习了大成拳健舞、大成拳五形动功、大成拳核心训练法。在武技交流方面，坚持广交益友，切磋提升，修用结合，不断与传统武学同道交流试手，使得自身武学修养和技击能力得以不断提升。孙志勇除了勤于拳法的操练外，还十分注重理论的研究，出版《大成拳入门与实战》《大成拳五形动功》等著作，发表《大成拳临症康复法》等论文。

前　言

　　传统养生功法有"静功"和"动功"之分。"静功"并非绝对静止，只是肢体的外形相对静止，比如保持某种特定的姿势。这种外形的"静"正是为了更好地求得内在之"动"，此"内动"乃真气之发动，而真气的发动可滋润与温养五脏六腑，使人充满活力。

　　凡是肢体在空间有一定轨迹位移的功法皆可称为"动功"，其特点是动作缓慢、轻柔、均匀或相对匀速，有的还要求与呼吸相配合。人们熟知的易筋经、五禽戏、八段锦、太极拳等，都是行之有效的"动功"。

　　事实上，不论任何形式的养生功法，其本质均离不开"动"之特征，"静"只是暂时的或相对的，而"动"是绝对的或永恒的，外在的静蕴藏着无限的"内动"。"流水不腐，户枢不蠹"，流动的水不会腐烂发臭，经常转动的门轴不会遭到虫蛀，此即"生命在于运动"的奥义。

　　大成拳无固定套路，共包含站桩、试力、走步、发力、试声、推手、实作等7个功法内容，即"七妙法门"。站桩中的养生桩专为养生而设，同时也是大成拳基础桩法，可作为练拳过程中的休整桩法。

　　人们通常认为，大成拳养生功法以养生桩为主，辅以适当的试力、摩擦步或单操手。其养身健身效果固然不错，但对于初学者、心境浮躁者或没有耐性的人来说，站桩让他们感到枯燥无味。如果在站桩的过程中，能为习练者提供一些有序的或系统的"动功"练习，无疑会提高练习者的兴趣，提高坚持练下去的信心。大成拳健舞和大成拳五形动功就是在这种状况下产生的。

　　大成拳健舞融汇了大成拳的相关功法，借鉴了动物的动作特征与习性，为大成拳增添了新的活力。被称为"大成拳中兴之主"的王选杰先生是王芗斋宗师的关门弟子，他所演练的大成拳健舞洒脱飘逸，闪展腾挪之间无一不再现宗师的风姿与神韵。后世弟子又在继承的基础上进行了创新和发挥，虽然外在形式上不尽相同，但在功法模式、动作特征和精神要义没有本质的区别。

大成拳五形动功是模仿虎、鹤、熊、猴、蛇5种动物的动作和神态而创编的功法，在养生健身功理上与华佗"五禽戏"相似，强调虎形主肝、鹤形主肺、熊形主脾、猴形主心、蛇形主肾，习练时注重形、神、意、气这四个环节，具有平秘阴阳、调节平衡、改善关节功能、提高身体素质的良好作用。

李照山先生在河南大学就读期间，曾有幸向王安平先生（师承大成拳第二代传人王斌魁先生）学习大成拳五形动功。早期的五形动功简单易学，每一形只有一个动作，即虎的扑打、鹤的展翅、熊的运步、猴的转身和蛇的游动。后来在学练以及教习过程中，李照山先生又创编了一些动作，从而使内容更丰富，技术更全面，操作性也更强。实践证明，这些新增的动作能更全面地起到对人体的锻炼与养生保健作用，有的对某些疾病还具有独到的康复作用。

本书主要介绍大成拳五形动功的练法，及其对机体的作用机理；同时还辅以六大基础养生桩法，从而使习者动静结合内外双修。此外，还针对最常见的病症，介绍了临症康复法以及选功方法和注意事项。希望广大读者能从中得到启示，合理地选练养生健身功法，更好地把握练功尺度，一旦领悟其奥妙所在，将受益无穷！书中不当之处，敬请广大读者批评指正。

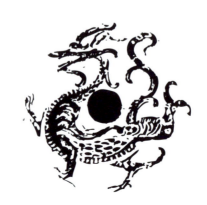

目　录

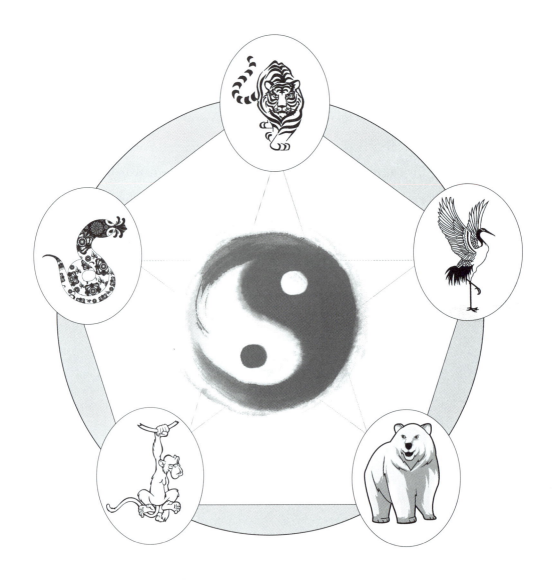

大成拳五形动功

虎形　　　　鹤形　　　　熊形　　　　猴形　　　　蛇形

第一章　大成拳五形动功

大成拳五形动功是象形功夫。象形，顾名思义，就是象外物之形，也就是模拟动物的特长和形态。象形功夫姿态优美，动作变化巧妙，而且象形取意，以意传神，心动形随，具有很强的实用价值，是中华民族传统文化中最光辉灿烂的一笔，为子孙后代乃至全人类留下了宝贵财富。

大成拳五形动功简介

远古时候人们以狩猎为主，对动物的一切姿态习性了然于心，闲暇时候他们将动物的一些睡姿、进食、嬉戏等动作编成兽舞。《尚书·尧典》中就有"百兽率舞"的记载。早在春秋战国时期就有了导引术，它是以调节呼吸节奏配合"摇筋骨""动肢节"等动作来达到锻炼身体的目的。可以用"导气令和""引体令柔"这句话来概括。古人通过模仿借鉴兽虫鸟鱼的一些动作来达到益寿延年。庄子在他的《庄子·外篇·刻意》就有描绘："熊经鸟申，为寿而已矣"的记载，"经""申"就是模仿熊和鸟的动作。

东汉末年的神医华佗以虎、鹿、熊、猿、鸟为对象模仿其动作创编了"五禽戏"，并将导引术发扬光大，被后人视为各类象形功夫的鼻祖。

据《后汉书·方术列传·华佗传》记载："吾有一术，名五禽之戏：一曰虎，二曰鹿，三曰熊，四曰猿，五曰鸟。亦以除疾，兼利蹄足，以当导引。体有不快，起作一禽之戏，怡而汗出，因以著粉，身体轻便而欲食。普施行之，年九十余，耳目聪明，齿牙完坚。"

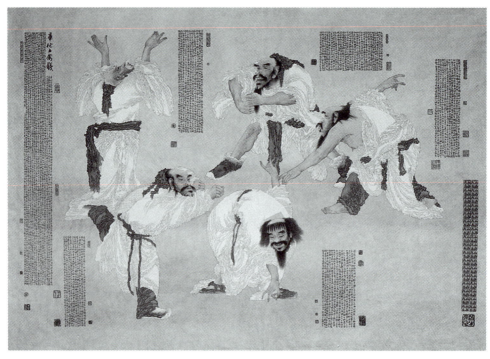

华佗"五禽戏"

南北朝时的陶弘景在其《养性延命录》中有比较详细的记载：

虎戏者，四肢距地，前三掷，却二掷，长引腰，侧脚仰天，即返距行，前、却各七过也。

鹿戏者，四肢距地，引项反顾，左三右二，左右伸脚，伸缩亦三亦二也。

熊戏者，正仰以两手抱膝下，举头，左擗地七，右亦七，蹲地，以手左右托地。

猿戏者，攀物自悬，伸缩身体，上下一七，以脚拘物自悬，左右七，手钩却立，按头各七。

鸟戏者，双立手，翘一足，伸两臂，扬眉鼓力，各二七，坐伸脚，手挽足距各七，缩伸二臂各七也。夫五禽戏法，任力为之，以汗出为度，有汗以粉涂身，消谷食，益气力，除百病，能存行之者，必得延年。

陶弘景在该书中，不但对五禽戏的具体操作步骤进行了描绘，而且提出了五禽戏的锻炼原则——"任力为之，以汗出为度"。

现代医学研究证明，作为一种医疗体操，华佗"五禽戏"不仅使人体的肌肉和关节得以舒展，而且有益于提高肺与心脏功能，改善心肌供氧量，提高心肌排血力，促进组织器官的正常发育。1982 年 6 月 28 日，卫生部、教育部和国家体委发出通知，把华佗"五禽戏"等中国传统健身法作为在医学类大学中推广的"保健体育课"的内容之一。

五禽戏发展至今，形成了不同的流派、各有特色。2001 年，国家体育总局健身气功管理中心委托上海体育学院挖掘、整理并编写出版了《健身气功·五禽戏》，2003 年由人民体育出版社出版发行。《健身气功·五禽戏》其动作编排按照虎、鹿、熊、猿、鸟的顺序，动作数量按照陶弘景《养性延命录》的描述，每戏两动，共 10 个动作，分别仿效虎之威猛、鹿之安舒、熊之沉稳、猿之灵巧、鸟之轻捷，力求蕴涵"五禽"的神韵。2011 年，华佗"五禽戏"被国务院命名为第三批国家级非物质文化遗产项目。

大成拳五形动功是模仿虎、鹤、熊、猴、蛇 5 种动物的动作与神态而创编的养生健身功法。对比大成拳五形动功与华佗"五禽戏"，我们发现：虎、熊、猴（猿）、鹤（鸟）四者相同或相似，唯一不同的是，大成拳五形动功是"蛇形"，而华佗"五禽戏"是"鹿戏"。大成拳五形动功与华佗"五禽戏"都是象形功夫，在养生健身功理上相通，都具有平秘阴阳、调节平衡、改善关节功能、提高身体素质的良好作用。

习练大成拳五形动功，必须把握好"形、神、意、气"四个环节。

形，即练功时的姿势。"形不正则气不顺，气不顺则意不宁，意不宁则神散乱"，说明正确动作姿势在大成拳五形动功练习中的重要性。开始习练每形时，要根据动作的名称含义，做出与之相适应的动作造型，动作到位，合乎规范。

神，即神态、神韵。养生之道在于"形神合一"。习练大成拳五形动功应当做到"惟神是守"。只有"神"守于"中"，而后才能"形"全于"外"。

意，即意念、意境。《黄帝内经》指出："心为五脏六腑之大主，心动五脏六腑皆摇。"这里的"心"指的是大脑，说明人的思维活动和情绪变化都能影响五脏六腑的功能。因此，在习练中，要尽可能排除不利于练习的情绪和思想，努力创造一个美好的内环境，意随形动，气随意行，达到意、气、形合一，以此来疏通经络，调畅气血。

气，也称调息，就是习练者有意识地注意呼吸调整，不断去体会、掌握、运用与自己身体状况或与动作变化相适应的呼吸方法。对于初学者，应先学会动作，明确其含义，使姿势达到舒适准确。待身体放松、情绪安宁后，逐渐注意调整呼吸。古人说：“使气则竭，屏气则伤”，应引以为戒。习练大成拳五形动功时，呼吸和动作的配合有以下规律：起吸落呼，开吸合呼，先吸后呼，蓄吸发呼。其主要呼吸形式有自然呼吸、腹式呼吸、提肛呼吸等，可根据姿势变化或劲力要求而选用。但是，不管选用何种呼吸形式，都要求松静自然，不能憋气。同时，呼吸的“量”和“劲”都不能太过、太大，以不疾不徐为宜，逐步达到缓慢、细匀、深长的程度，以利身体健康。

需要特别注意的是：中老年，尤其是各种慢性疾病患者，需要根据自身体质状况来进行。动作的速度、步姿的高低、幅度的大小、锻炼的时间、习练的遍数、运动量的大小等，都应根据个人具体情况灵活把握，其原则是锻炼后感到精神愉快，心情舒畅，肌肉略感酸胀，但不感到太疲劳，不妨碍正常的工作和生活。切忌急于求成，贪多求快。

第一节 虎形

虎为百兽之王，有发达健壮的四肢，力大无比，凡被老虎前爪扑到的动物，无一幸免。虎发威时的长啸之态大有气吞山河之势。虎的习性动作很多，如前肢扑抓、上山之状、下山之态、奔跑之势、昂首长啸等，我们模仿虎的动作时，就应观其形，揣其意，察其神，从而演绎出符合人体运动特征的动作。

虎形

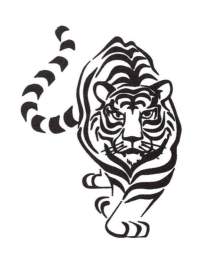

一、虎前扑

主要模仿老虎向前扑抓猎物的动作。

1. 定步练法

（1）下肢站成右丁八步，两掌向上抬起，与前脚齐，两手略高于肩，与肩同宽（图1）。

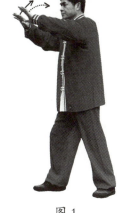

图1

（2）后腿弯曲，臀部下坐，上身后靠，与此同时，两手后拉，使左手至左肩左前方，右手至右肩右前方（图2）。

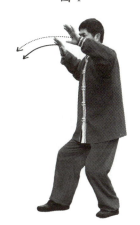

图2

（3）后腿直起，上身前移，在身体重心略向前腿移动之际，两掌向前下方做扑打动作，使两小臂与地面平行，两掌相距约一头距离，掌心斜向前下方（图3）。

（4）然后两掌继续做如此的后拉、前扑动作。

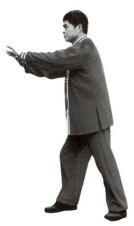

图3

2. 踩步练法

（1）起势动作同定步练法。以右脚在前为例（图4）。

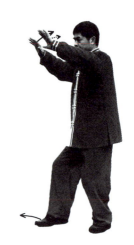

图 4

（2）在两掌后拉的同时，将身体重心移至右腿，并使右腿弯曲，臀部下坐，右脚抬起向前下方迈半步（图5）。

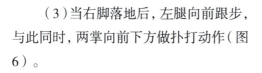

图 5

（3）当右脚落地后，左腿向前跟步，与此同时，两掌向前下方做扑打动作（图6）。

（4）然后，再做第二个踩步扑打动作，如此反复练习。左式练法与右式相同，唯脚的前后不同。也可做类似的退步虎扑动作。

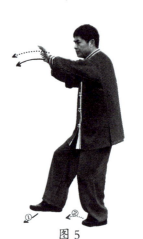

图 6

3. 槐虫步练法

（1）两掌以虎扑式在身前抬起，下肢呈右丁八步（图7）。

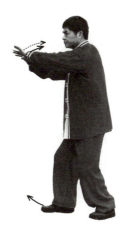

图 7

（2）随着右脚向前的垫步，两掌向上向外分开（图8）。

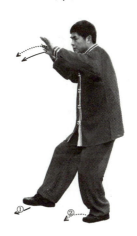

图 8

（3）在左脚随右脚跟进的同时，两臂两掌做一个前扑动作（图9）。

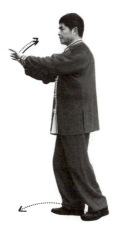

图 9

（4）当两掌再次向上向外分开时，左脚向前迈一大步，右脚随之跟进，与此同时，两臂两掌做一个前扑动作（图10～图12）。

（5）如此两脚交替向前运行。也可做类似的后退练习。

4. 健身功效

虎前扑动功慢练可运动全身，对各部均可起到很好的调节作用。快练，则如猛虎下山，饿虎扑食，其身法快如闪电，大有气吞万里如虎的气势。

虎向前扑抓动物时，全凭前肢的力量。由于虎扑的动作涉及向上展开及向前下方的扑打，因此虎形对肩部和两臂的关节及肌肉具有良好的锻炼作用。当然，就外形而言，虎扑的动作虽是靠手臂完成，而实际上驱动手臂的力源在胯部或腰部，如此即能有效地做到一动无有不动。所以虎形对腰背及整个脊椎的运动系统亦有一定锻炼效果。

对于肩周炎、网球肘、腰肌劳损、胃肠病及神经衰弱的患者，虎扑的操练是一个较好的选择。此外，由于虎形是一个攻击性的动作，以虎扑进行技击亦非常实用。若将整体力通过手臂作用于敌方身体，被扑之人必跌至丈外；若将穿透力通过虎扑的模式以掌跟撞击敌方胸部，被击之人必伤及脏腑。

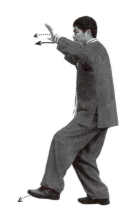

图 10

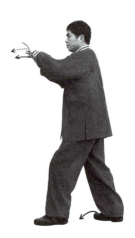

图 11

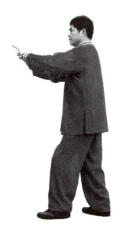

图 12

二、虎跃身

虎追赶猎物时，当要至身之际，往往会纵身一跃使猎物难以逃生；或者当老虎发现猎物时，先隐藏暗处，然后待猎物尚未发现之际，突然跃身蹿出将其捕获。

1. 单式练法

（1）下肢站成右丁八步，两手置于胸前，两虎口与自身约七寸距离，两食指之间约一头距离，两掌心斜向前下方，十指自然撑开呈半卷状态，其形如同虎爪（图13）。

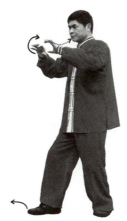

图 13

（2）两手外分的同时向上举起，与头部同高，右腿随之离地上抬（图14）。

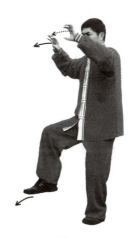

图 14

（3）然后，右脚向右前方跨一大步（图15）。

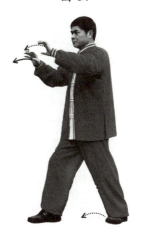

图 15

（4）当右脚落地后，左脚随之跟进，两掌则向前下方按动至腹前约一尺距离，掌心向下（图16）。

（5）此后，再将身体重心移至左腿，按照上述类似方法做下一个跃身动作，如此反复练习即可。

2. 双式练法

（1）起势及第一个跃身动作与单式练法完全相同。需要注意的是，当跃身动作的左脚跟进后，立即将身体重心移至右腿，同时两手上举外分（图17）。

（2）然后，左脚向左前方跨一大步，右脚随之跟进，两掌向前下方做扑按动作（图18、图19）。

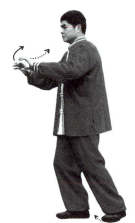

图 16

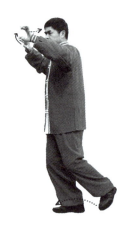

图 17

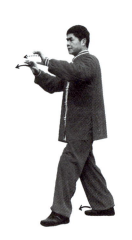

图 18

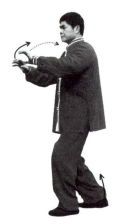

图 19

（3）将身体重心移至左腿，同时两手上举外分。然后，右脚向右前方跨一大步，左脚随之跟进，两掌向前下方做扑按动作（图20～图22）。

（4）按上述方法反复练习即可。

3. 健身功效

虎跃身动功关键是向前"一跃"，对身体均有锻炼价值，尤其对下肢可起到较好的强筋健骨作用，手部爪形状态对于强化十指与腕臂力量亦有独到之处。因此，虎跃身动功对运动系统的疾患、手指发麻、十指无力、高血压病、高血脂的患者均有一定的康复效果。

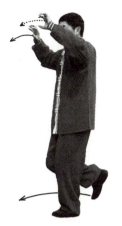

图 20

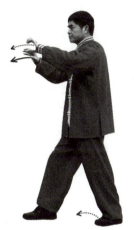

图 21

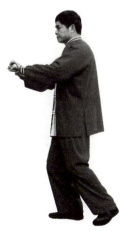

图 22

三、虎猎食

所谓虎猎食指的是老虎扑捉猎物的瞬间。此时，老虎总是用前爪死死地抓住或按住猎物，或用虎牙紧咬住猎物，不让其逃脱。

1. 单式练法

（1）下肢站成右丁八步，两手上抬略高于头，两手与头部约半尺距离，两手半卷呈虎爪状，掌心斜向前下方（图23）。

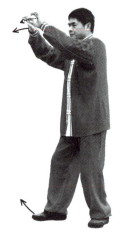

图 23

（2）身体重心移至左腿，右脚向上抬起后，即向右前方跨步，左脚随之跟进，与此同时，上身弯腰前俯，并带动两臂两手向前下方扑动，其状犹如猛虎捕捉猎物，在此过程中，两手如同虎爪，要保持一定的抓握力（图24 ～ 图26）。

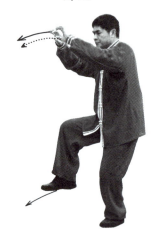

图 24

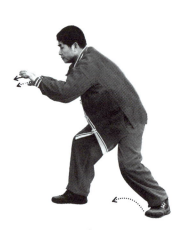

图 25

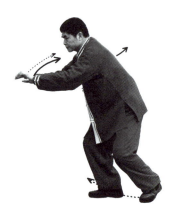

图 26

（3）然后，右腿抬起，上身直起，两手上抬，依法做第二个虎猎食动作，如此反复练习即可。

（4）以上为右式练法，左式练法与此动作相同，方向相反。

2. 双式练法

（1）当第一个虎猎食的动作完成后，将身体重心移至右腿，随着上身的直起，左脚离地抬起，两手上行至头部前上方约半尺距离（图27）。

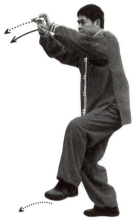

图 27

（2）动作不停，左脚向左前方跨步，右脚随之跟进，上身前伏，两手向前下方做一个捕捉猎物的动作（图28～图30）。

（3）然后，再接着做跨右脚的捕猎动作，如此反复练习即可。

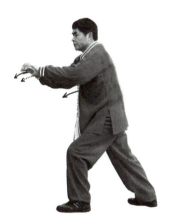

图 28

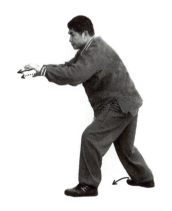

图 29

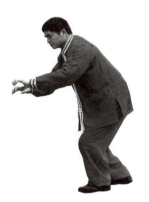

图 30

3. 健身功效

在弯腰前俯及两手抓按的过程中，可明显地感到腰背肌群的收缩力很大，而且这种力量会随着两臂、两腕的扑按而传至两手，使十指产生较大的抓握力。因此，虎猎食动功对腰背乃至整个脊椎运动链都有较好的锻炼效果，而且配合向前的跨步练习，可增加全身的运动量。这对补肾壮阳、健脾补气、调节阴阳大有益处。运动量的增加还会消耗多余的脂肪，对于减肥、消除赘肉非常奏效。此外，虎猎食动功对冠心病、高血压病、气管炎、关节炎、中风后遗症等均有直接或间接的康复保健作用。就技击而言，虎猎食动功既可增加整体的发放力和手臂的穿透力，又能领略临危不惧的果敢气质，而且就此动功的动作特点来看，本身就具有极强的攻防特征。

第二节 鹤 形

鹤是一种美丽而优雅的大型鸟类。人们常把鹤视为仙禽，故有仙鹤之称。鹤的羽毛有黄、白、黑等色，其中以白毛的最好。鹤类中的丹顶鹤，更是长寿、吉祥和高雅的象征。鹤是传说中仙人的坐骑，那些仙风道骨者或老寿星也常与鹤一起出现在传奇故事与影视作品中。

养生家根据鹤的习性创鹤形动功，除对人的肢体有较好的导引作用外，其寓意亦有通过鹤形锻炼希望能够延年益寿。拳家观其形、会其意、揣其神而创鹤拳，如南拳系列中的白鹤拳，就有鸣鹤、食鹤、宗鹤、飞鹤4种拳术。

鹤形

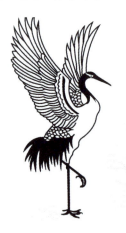

一、仙鹤展翅

1. 练习方法

（1）下肢站成右丁八步（左脚在前亦可），两腿略弯曲，两臂抬起与自身约 60 ~ 80 度，两掌心向下，其状犹如仙鹤展开的翅膀（图 31）。

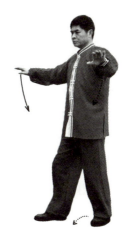

图 31

（2）将身体重心移至右腿，左脚向右脚内侧靠拢，脚尖着地，与此同时，两臂两手自然下落至体侧，如仙鹤收翅之状，十指向下，两掌离大腿根部约半尺距离（图 32）。

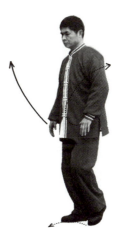

图 32

（3）左脚向左前方迈步成左丁八步，同时，两掌由下向上向前再向两侧分开，使臂与自身约 60 ~ 80 度，两掌心向下，再次呈现展翅的状态（图 33）。

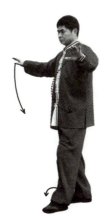

图 33

（4）然后左脚向右脚靠拢，两臂、两掌自然下落为收翅状态（图34）。

（5）待右脚向右前方迈步成右丁八步的同时，再使两臂两掌向前向外展开（图35）。

（6）如此两脚不断地做上步、靠拢的前进动作，两臂交替地做展开、下落的动作，其状如白鹤展翅。也可做类似的后退、展翅练习。

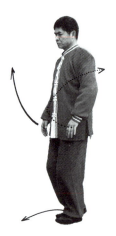

图34

2. 健身功效

仙鹤展翅动功对于开阔心胸、活动上肢大有益处。由于展翅是在配合步法的前提下完成的，故此动功对下肢的锻炼同样重要。对于身体有障碍的人、手臂麻木的患者、膝关节炎患者，均有较好的恢复作用；对于高血压病、气管炎、肝病等患者，亦有一定的医疗效果。

在展翅的过程中，若能配合发力练习，可有效地体验周身之力骤然间传达于手臂的紧缩之感。这种特征犹如白鹤抖翅，瞬间产生很强的爆发力，宗鹤拳的发力模式即是如此。这无疑给技击中的招法招式增添了更大的动力。

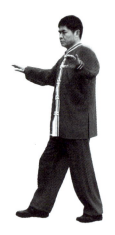

图35

二、振翅翱翔

鸟类在飞翔时，总是要展开翅膀，而且双腿处于向后蹬直的状态。在其刚要起飞之际或在飞翔过程中需要加速时，就要不停地振动双翼，在其匀速飞行的过程中，双翅保持张开状态。人类制造的飞机就是仿生了鸟类的飞行原理。对于鹤而言，由于体形较大，动力充足，飞行姿态优美，令人浮想联翩。

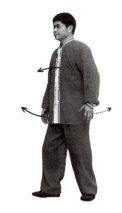

图 36

1. 单式练法

（1）下肢站成右丁八步，两臂放松下垂，腋窝半虚，两手略呈卷曲状（图36）。

（2）身体重心移至右腿的同时，身体前倾，左腿弯曲并离地，两臂缓慢抬起，与自身约 70 ~ 80 度，两手自然展开，整体状况如同待翔之鹤（图37、图38）。

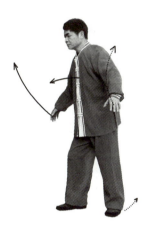

图 37

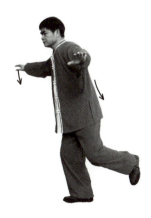

图 38

（3）动作不停，右腿稍弯曲，身体重心下移，两臂随之略向下落，然后，右腿直起，身体重心上移，两臂再慢慢升至原位（图39、图40）。如此共做3次，其情景如同仙鹤在空中飞翔。

（4）然后，左脚落地，身体重心移至左腿成右丁八步，两臂下落至体侧，两手恢复半屈状，将整体稍作放松休整后，再做第二个振翅翱翔的练习，如此反复练习即可。

（5）此为右式的振翅翱翔动作，左脚在前的左式练法与此基本相同。

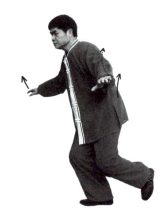

图 39

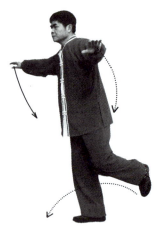

图 40

2. 双式练法

（1）待右式的第3次飞翔动作完成后，两臂自然落至体侧，腋窝半虚，两手略呈卷曲状，左脚向左前方迈步成左丁八步（图41）。

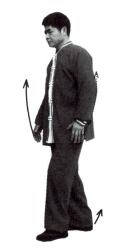

图 41

（2）然后，将身体重心移至左腿，按照右式的振翅翱翔方法，连续做3个左式的振翅翱翔动作。如此两式交替练习即可（图42～图45）。

需要说明的是，对于体质较弱或年龄较大人来说，当身体重心移至前腿、后腿弯曲时，后脚不必离地（图46），如此可降低运动量。此外，在身体上下起伏的振翅动作中，前腿的弯曲幅度也可适当小一些。

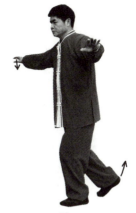

图 42

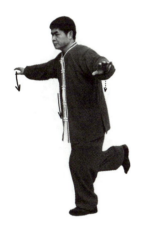

图 43

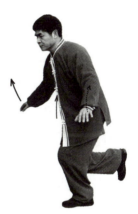

图 44

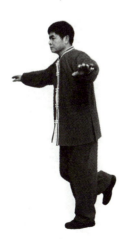

图 45

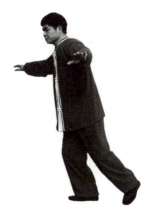

图 46

3. 健身功效

振翅翱翔与仙鹤展翅有类似之处，但也有区别。两者都有两臂抬起展开的动作，不同的是，展翅的动作要求两臂有向前、向上、向外展开之意，而振翅动作则是在展翅之后必须要做上下振动，而且单腿还要随之做伸屈动作，因此，其运动量要大于单纯的展翅动作。对于体质较弱者，要注意控制运动量，腿部弯曲的幅度不要太大。此外，两者对身体的生理作用也基本相同，由于展翅翱翔对腿部肌群锻炼影响更大，故能更好地增长下肢力量。这对肥胖病、高血压病、糖尿病者来说，可谓首选功法。从力量体系和技击角度而言，仙鹤展翅可训练开合外展之力，振翅翱翔能获取上下拍打之力。

三、引颈高歌

对于禽类或兽类的叫声常用不同的词语来描述，如：鹤唳、虎啸、龙吟、猿啼、马嘶等。鹤高亢鸣叫时引颈耸翅，动感十足，声韵悠扬，在旷野久久回荡，所以有"鹤唳云端"之说。在《诗经·鹤鸣》中，也有"鹤鸣于九皋，声闻于野"的描述。

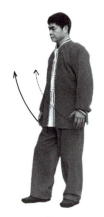

图 47

1. 单式练法

（1）起势与振翅翱翔练法相同，右脚略向前垫步（图47）。

（2）然后，右脚跟逐渐离地，随着上身缓慢地后仰，两掌边展开边向上举至头部前上方，两臂微屈（图48、图49）。

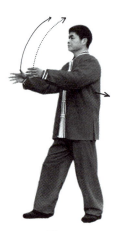

图 48

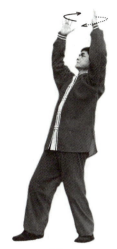

图 49

（3）左腕外旋，向右前方运行至
头顶前上方，右腕内旋，向左运行，使
右掌位于左掌之后而处于相对状态，两
掌之间约一头距离，此后，两掌前后拉
开约八寸距离，再使之合拢约一拳距
离，其状犹如仙鹤引颈长鸣（图50、图
51）。

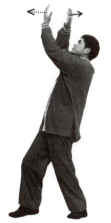

图 50

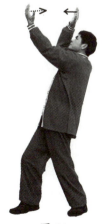

图 51

（4）如此开合操作 3 次。第 3 次开合动作完成后，两手左右分开，两臂下落至体侧，右脚后移至原位（图 52、图 53）。

（5）整体稍作放松休整后，再做第 2 次练习，如此反复进行即可。当左脚在前时，可做类似的引颈高歌练习。所不同的是，此时的两掌为右掌在前、左掌在后的状态。

2. 双式练法

（1）右脚在前的单式动作完成后，身体重心移至右腿，左脚向前迈出成左丁八步（图 54）。

（2）然后再进行向前垫左脚、后仰身、举双臂的引颈高歌练习（图 55 ～图 60）。

（3）然后再进行右脚在前的练法。如此交替进行即可。

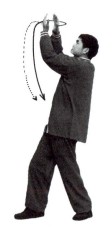

图 52

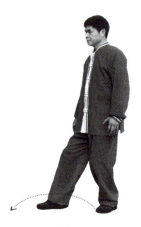

图 53

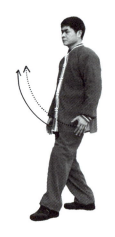

图 54

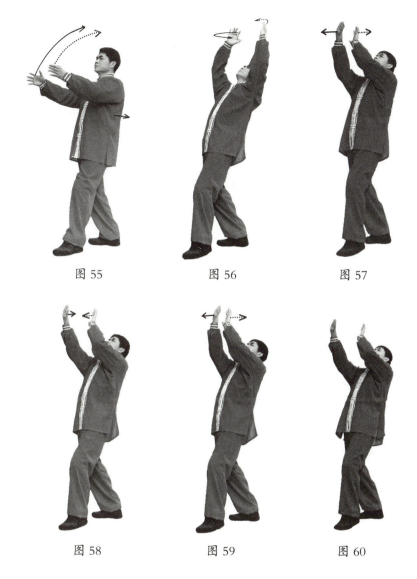

图 55 图 56 图 57

图 58 图 59 图 60

3. 健身功效

鹤形引颈高歌动功对身体机能具有重要作用，概括而言，主要有以下 3 点。

（1）引颈的动作对颈椎病有着独到的康复效果。一个人如果使头颈部位长期处于某个单一的姿势，如低头看书、躺在床上看电视、高枕或坐位睡觉等，均易使颈椎正常生理曲度变形而发生病变，即颈椎病。此时的颈椎脊髓、神经根或椎动脉就会受压，而出现一系列功能障碍的临床综合征。鹤形动功的上身后仰动作能使颈椎曲度得以矫正，有效缓解对颈椎神经或动脉的压迫。

（2）对肩周炎的作用。50岁以上的人易得此病，故称肩周炎为"五十肩"，这是肩周肌肉、肌腱、滑囊和关节囊等软组织的慢性炎症，对于那些长期伏案工作，而使肩部肌肉、韧带处于紧张状态的人来说，50岁以下患此病者亦也不少见。中医则称此病为"冻结肩"或"肩凝症"，意即此类患者肩关节僵硬，活动受限，好像冻结了一样。在进行引颈高歌练习时，两臂缓慢地上抬会使肩关节活动范围得以延伸，这对增强肌肉力量，恢复相关肌群的正常弹性和收缩功能大有益处。

（3）在整体后仰的状态下，两臂边旋动边向上缓缓抬起，此种运动的特点可激发与鼓荡周身"内气"之运行。从中医理论讲，"气"是人体活动的精微物质，充盈的"内气"可使人精力充沛，活力十足。尤其是随着两手前后的开合动作，"内气"会不断地处于强化状态，此时两手乃至两臂或热或胀或麻的感觉非常明显，劳宫穴还会出现气机活跃的跳动感。"内气"的增强可很好地恢复肩部与颈椎部位受损的细胞与神经，这对颈椎病、肩周炎以及其他运动系统的疾病均有积极的康复作用。

第三节　熊　形

　　熊类有七八种之多，在我国生存的主要是黑熊，因其视力不好，故被称为"黑瞎子"。熊平时走路慢慢吞吞，所以人们又称之为"笨熊"。实际上，这种"笨拙"中透着轻灵，尤其是当熊追赶及扑捉猎物时，奔跑速度很快，其粗壮有力的四肢和锋利的爪子，可轻松地将猎物扑倒或撕碎。人们模仿熊的这种貌似笨拙而

熊形

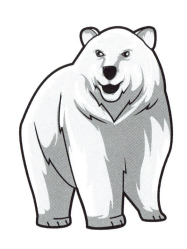

实则轻灵的动作，对放松身体、保持健康非常有用。五禽戏中就有"熊运""熊晃"之戏。当然，不同版本的五禽戏所模仿熊的动作有所不同。作为内家拳法的心意拳，十大真形是其精髓部分，其中就包含有熊形。由心意拳演化的形意拳，熊形是五行拳法之一。笔者在此特别说明的是：虽然熊的动态有多种，但实际上熊的直立行走状态以及以掌扑打猎物的情景，最为人们熟知与关注。熊形动功就是模仿了熊的这些习性动作。

一、黑熊运步（直立行走）

熊除了能以四肢行走与奔跑外，还可将前肢抬起，前爪收于胸前，后肢直立行走。由于熊体态较胖，其直立行走的动作，显得较为缓慢，憨态可掬。

1. 直立转身

（1）两脚与肩同宽，使之略呈八字形，两手空握拳，向上抬起至身前约四五寸距离，高度与胃部相齐，两拳之间约七八寸，左拳心斜向左后方，右拳斜向右后方（图61）。

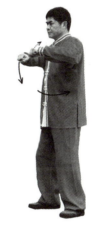

图 61

（2）身体重心移至左腿，右脚略呈虚步，上身稍向前倾，与此同时，上身左转约45度，左拳上提至左胸前约四五寸距离，右拳下落至右胯前约四五寸距离（图62）。

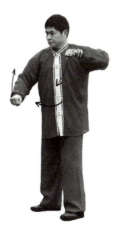

图 62

（3）随着上身的右转，将身体移至右腿，上身右转约90度（与正面的角度为45度，在此过程中，左拳下落至左胯前约四五寸距离，右拳上提至右胸前约四五寸距离（图63）。

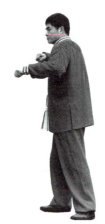

图 63

（4）然后，再将身体重心移至左腿，进行提左拳、落右拳的左转身练习；如此反复练习即可。

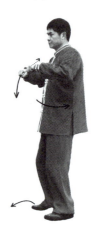

2. 直立运步

（1）起势动作同直立转身（图64）。

图 64

（2）随着上身的左转，身体重心移至左腿，右脚向前迈步成右丁八步，右脚跟提起成虚步，左转的幅度与正面约为45度，在此过程中，左拳上提至左胸前约四五寸距离，右拳则下落至右胯前约四五寸距离（图65）。

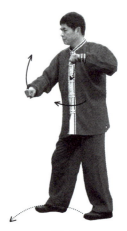

图 65

（3）右脚掌全部着地，身体重心移至右腿，然后，左脚向前迈一大步成虚步的丁八步，上身随之右转约90度，左拳下落至左胯前约四五寸距离，右拳上提至右胸前四五寸距离（图66）。

（4）然后，再进行上右脚的直立运步行走练习，如此反复进行即可。

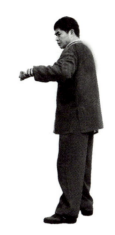

图66

以上是进步的练习法，也可进行后退练习。其基本要求与前进练法相同，但下肢的步法与两手运行方式正好相反，即：在起势状态的前提下，如果向前练习，当重心移至左腿时，上右脚成右丁八步，左拳上提，右拳下落；如果后退练习，则退右脚成左丁八步，左拳下落，右拳上提。这就是两者区别之处。但不论前行还是后退，在前的脚其同侧的手在下，在后的脚其同侧的手在上。

需要注意的是，在练黑熊运步时，两手不要有意地在身前晃动，无论左转还是右转，均要以腰为轴来带动身体转动，下肢要以胯带动脚的前行与后退；两手要在周身运动的引领下自然地上下运动。

3. 健身功效

黑熊运步动功能有效地活动腰椎乃至整个脊椎，而且对增加腰、背肌群的力量亦有作用；又由于身体的左右转动，对肠胃也能起到按摩作用。因此，腰肌劳损、腰椎间盘突出、颈椎病、肩周炎、胃病、肠炎、肝炎、糖尿病等患者，均可选练黑熊运步动功。

熊形动功的特点能使人体的身心得以极大程度的放松，这种松适恬静的状态可不断地使"内气"得以强化。而气感效应的增强对打通筋脉、温养气血、提高免疫力等，有着至关重要的作用。多种慢性病都会因此而被祛除。

从武术角度讲，模仿熊的直立行走动作极易体验力量的整体感，大成拳宗师王芗斋先生把这种松沉笃实的整体之力称为"惰性力"。若把黑熊运步的动功稍加衍变，即可作为"栽拳"单操手而用于实战。

具体练法为：不论定步还是动步练习，在我向左转身之际，意想身前有一木桩，随着右拳的下落，能把木桩击入地下。反之亦然。

实战时，当敌以右拳向我击来时，我左拳以熊掌上抬方式将其左臂撑住，右拳以栽拳方式击打其胸部，一击必杀。

二、黑熊击掌

熊向猎物或人类发起进攻时，要么以单掌击打，要么以双掌扑抓。由于熊的力量较大，熊爪锋利，无论被抓或是被击打都是致命的。

模仿熊击掌的动功，有利于周身关节贯通，使人变得犀利轻灵。

1. 定步练法

（1）下肢动作同黑熊运步，两手抬起与肩同宽，与肩同高或略高于肩，两手五指拢曲如熊掌状，手心斜向前下方（图67、图67附图）。

（2）随着上身的左转，身体重心移至左腿；右掌向前下方做击打动作，使其落于右胯前一尺开外的位置，掌心向下，左掌随之略向回拉（图68、图69）。

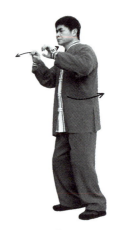

图 67

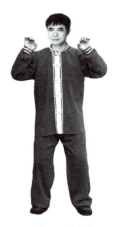

图 67 附图

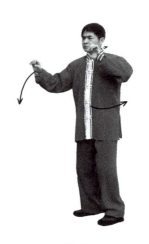

图 68

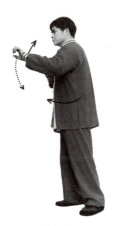

图 69

（3）在身体重心移至右腿之际，上身缓向右转，左掌向前下方做击打动作，使之落于左胯前一尺开外的位置，掌心向下，在此过程中，右掌先向后拉约半尺距离，再上抬至右脸前约半尺距离（图70、图71）。

（4）然后，再做向左转身、击右掌的动作，如此反复练习即可。

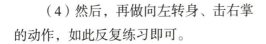

图 70

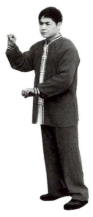

图 71

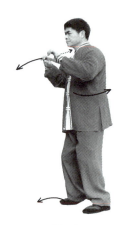

图 72

2. 运步练法

（1）起势动作同定步练法（图72）。

（2）将身体重心移至左腿，身向左转，右脚向前迈步成丁八步，脚跟离地，在此过程中，右掌向前下方做击打动作，使之落于右胯前一尺开外的位置，掌心向下，左掌随之拉至左脸前约半尺距离（图73、图74）。

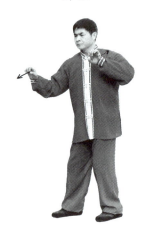

图 73

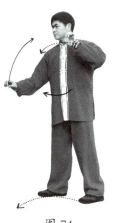

图 74

（3）随着上身的右转，身体重心移至右腿，左脚向前迈步成丁八步，脚跟离地，与此同时，左掌向前下方做击打动作，使之落于左胯前一尺开外的位置；右掌则向后、向上运行至右脸前约半尺距离（图75、图76）。

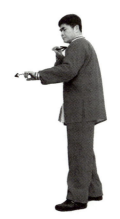

图 75

（4）然后，再上右脚、击右掌、回拉左掌，如此两脚交替前行练习。

（5）也可做类似的退步练习。两者的区别是：前进练习时，如果一只脚进步成丁八步，同侧的手向前下方扑打；后退练习时，同侧的手由下向上抬起，异侧的另一只手则向前下方扑打。

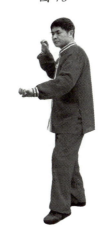

图 76

3. 健身功效

黑熊击掌动功对腰背筋骨与肌肉有较好的锻炼作用。由于手的扑打力量来源于腰背，而又通过肩部运达于臂部、腕部乃至手部，如此，既增强了整体肌群的连通效果，又延伸了肩关节的活动效能。这对腰部痼疾、肩周炎、网球肘等慢性疾病均有显著疗效。熊形动功具有按摩内脏、增强心肺的功能，故慢性肠炎、肠粘连、肝病、气管炎、冠心病等患者，均可选练黑熊击掌动功。

熊的击掌本身就是一个进攻性的动作，模仿熊扑打的动功，不但具有养生健身之效，更有防身搏杀之功。就劲力而言，可在前手扑打的动作中，骤然体验来自整体的爆发力，这种力量犹如鞭体的甩动，瞬间由胯部传至腰背直至手臂。对实战来说，这种扑打动作具有极强的穿透性，被击者往往会伤及内脏。

三、左顾右盼

1.练习方法

（1）两脚开立，与肩同宽，略呈八字形，两腿自然弯曲，上身弯腰前俯，两臂呈钝角弯曲，两手卷起，置于脚前半尺距离的正上方位置，其高度位于膝部的稍上方，两手拇指与十指微微相扣，其状如熊掌，手心向下，如熊掌着地状（图77）。

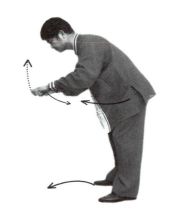

图 77

（2）身体重心移至左腿，右脚向前上半步成右丁八步，与此同时，左手上抬至左额左下方约半尺距离，手心向下，右手下行至右膝右前方约半尺距离，手心微向后下方，头颈部位则随之向右转动，目视右后方（图78）。

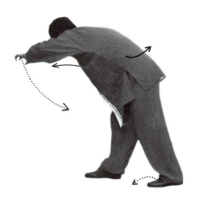

图 78

（3）在身体重心移至右腿之际，左脚向前迈一大步成左丁八步，同时，左手向左下方弧形下落，使之位于左膝左前方约半尺距离，手心微向后下，右手弧形向上运行至右额右下方约半尺距离，手心向下；头颈部位随之向左转动，目视左后方（图79、图80）。

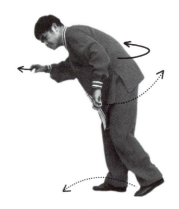

图 79

（4）然后，再使右脚迈步成右丁八步，并同时配合两手的运行及头颈的右转，以完成下一个动作。

（5）如此反复进行即可，其状如熊左顾右盼地向前行走。也可按照类似的方法进行后退的练习。

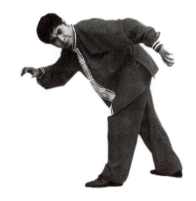

图 80

2. 健身功效

熊类虽能直立行走，但仍属兽类，如让其整天以两腿站立来生存，显然不可能。熊的直立状态多见于它们之间的戏耍、争斗，或摄取高位的食物，或扑捉猎物及扑抓人类时。靠四肢行走与奔跑才是熊的本能习性。而从古猿进化的人类，两腿肌肉变得发达，两臂活动自如，两手异常灵活。若让人的两手着地与两脚共同完成走路动作，肯定不行。但是，若模仿熊的这种行走方式，可对人的身体有着很大的锻炼作用，主要体现在以下 4 点。

（1）对腿部肌群、骨骼及关节锻炼。上身的弯腰状态加大了两腿的负重，尤其是加大了小腿肚肌肉的收缩，这对增加整个下肢的力量颇有益处。

（2）弯腰状态可使腰部肌肉得以自然收缩。特别是在弯腰状态下的行走练习，腰肌的收缩会更加明显，这对增加腰部的力量有独到作用。

（3）可燃烧腹部脂肪，增强腹肌力量，按摩腹腔脏腑，在一定程度上起到了开胃健脾、治疗肠胃疾病的作用。

（4）向左或向右转颈动作，可起到防治颈椎病的作用。对于患有颈椎病的人来说，练习此动时，会明显地听到颈部关节"啪啪"有声，这无疑是活动了颈椎。

需要注意的是，熊形动功对身体素质有一定要求，对于体质较弱的人来说，开始练习时，要适当控制运动量，或者只走几步即可。而对于病情较轻者或者体健无病者来说，可通过改变两腿弯曲度的方法来增加运动量。从广义上讲，熊形左顾右盼的动功，能极大程度地改善人的体质，对人体的多种疾患都有不同程度的调节作用，如对运动系统、消化系统、免疫系统、呼吸系统、内分泌系统等疾病均有较好的康复或治疗效果。

第四节 猴 形

猴是灵长类动物，种类很多，其中的猿猴是人类及其现代所有猿猴的共同先祖。猴类大脑发达，聪明伶俐，动作敏捷。人类返朴归真，通过模仿猴的动作特点和生活习性，创有猴形动功与猴拳，在形意拳的十二形中也有猴形的套路。华佗五禽戏中也有"猿戏"；猴拳中的"猿猴献桃""猴子抓面"等都有很强的技击性。

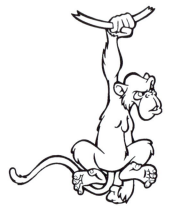

猴形

一、运步转身

1. 右转身运步

（1）两脚略呈八字步开立，其间距离与肩同宽，两腿稍弯曲，臀部略呈下坐之势，两腕向上抬起，两臂与地面保持平行状态，两手稍合拢，其状类似猴爪，两手距离与肩同宽，周身放松，目视前方（图81）。

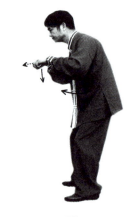

图 81

（2）身体重心移至左腿，右脚向右前方迈出，脚掌着地并尽量外撇，右脚跟与左脚掌约七八寸距离，然后，将身体重心移至右腿，在上身自然前倾的同时缓缓向右后方转身，颈项部位也随之慢慢转动；在此过程中，两腿逐渐变为交叉状态，左手上提至左额头处约八寸距离，右手则向右后方弧形下落至右臀稍后约八寸距离，手心斜向左后方；最后，左脚跟稍向左摆动，以调整周身的平衡，目视右手稍上方位置（图82、图83）。

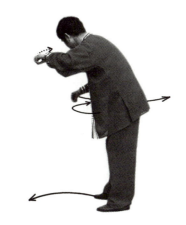

图 82

2. 左转身运步

（1）随着上身缓慢的直起，将身体重心完全移至右腿，与此同时，上身左转，左脚向前迈一大步，使之落于右脚前偏左位置，脚掌着地并尽量外撇，左脚跟与右脚掌约七八寸距离，左手稍向前推进，手心斜向左下方，右手则前移之右胯旁开约六寸距离，手心斜向左后方，面向前方（图84）。

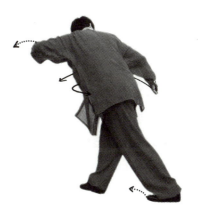

图 83

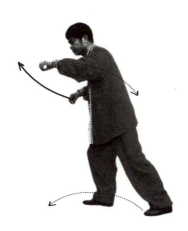

图 84

（2）左脚掌全部着地，身体重心缓缓移至左腿，上身边向前倾斜边向左后方转动，此时的颈项部位也处于向左后方拧转的状态；与此同时，两腿逐渐变为交叉状态，左手向左后方弧形下落至左臀稍后约八寸距离，手心斜向右前方，右臂边外旋边使右手向左上方弧形运动至右额头约八寸距离，然后，右脚跟稍作向右摆动，以调整周身的平衡，目视左手稍上方位置（图85、图86）。

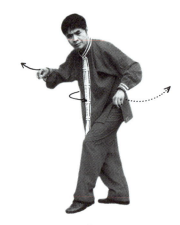

图 85

（3）然后，在上身直起并向右转身之际，右脚向前迈一大步，再依法做一个与左运步转身动作相同、方向相反的右转身运步。如此反复练习即可。

（4）以上是进步的运步转身练习，也可做与之相类似的退步运步转身练习。两者的共同点是：不论前进还是后退，当身体向左转身时，左手向左后方弧形摆动，右手向前上方运行；如果是向右转身，两手的运动方向则与之相反。两者的区别是：前进练习定势时，后脚跟向外摆动，而后退动作定势时，为了维持身体的平衡，前脚跟要做向内摆动的调整。

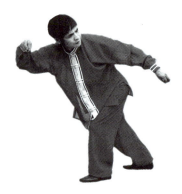

图 86

3. 健身功效

猴形运步转身动功的作用与鹤形中的引颈高歌有类似之处，即对颈椎病和肩周炎有特别的康复疗效。但是，引颈高歌时颈部是后仰的，其作用是为了使变形的生理曲度恢复正常；两臂的上抬能使肩部被动地向上得以伸展，从而增强了肩关节的运动机能；对于猴形的运步转身而言，头颈部位向左或向右大幅度转动，对减轻或消除颈项肌群的紧张及痉挛，恢复颈椎活动，松解神经根及软组织粘连非常有效，这就从根本上缓解了由颈椎病所产生的各种症状。

此外，由于猴形运步转身动功的左手是由上向左后方或由身后向前上方运动，右手是随之由身后向前上方或由上向右后方运动，其动作特点无疑加大了两臂的活动范围，这会自然地使粘连的肩关节逐渐活动起来，先前的挛缩僵硬的"冻结"就会"解冻"，就像一个生锈的门轴，当锈斑磨掉后，门即可灵活开关。如此由肩周炎所引起的慢性劳损就会得以康复。

从技击角度讲，由于猴形运步转身动功能加大下肢的运动量，这对增加腿的力量很有帮助。经过猴形运步转身的动功训练后，若以腿、膝、足的技法用于实战，必将大大的提高打击的威力性。当然，两臂或两手的运动轨迹也有着一定的攻防作用。

需要说明的是，猴形运步转身动功对两腿力量有一定要求，而且颈项部位的转动幅度及两臂摆动的范围较大，故对体弱者或较为严重的颈椎病及肩周炎患者，可通过改变两腿弯曲度，或减小颈部转动幅度或及两臂活动范围的方法，来调整运动量，以便习者逐渐适应循序渐进。

二、闪身抓挠

猴子玩耍或打斗时，最擅长的方法就是相互抓挠对方。当某人惹怒猴子时，就会遭到猴子跃身的抓挠，被抓的部位通常是面部。养生者模仿猴子的这一灵活动作，可使周身的筋骨、肌肉、关节得以锻炼；拳家所创的猴拳中，即有类似猴子抓挠的技法。

1. 定步练法

（1）两脚开立约成八字步，其距离与肩同宽，两腿弯曲，两手抬起，与肩同高，两手食指约一头距离，两虎口与自身约七寸距离，两手呈半爪形，左手心斜向右后方，右手心微向左后方（图87）。

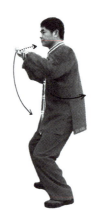

图 87

（2）身体重心移至左腿，上身左闪并微向左转，左手上行至左眼左前方约四寸距离，手心微向右下方，右手向右下方运行至右胯前约四寸距离，手心斜向右后方（图88）。

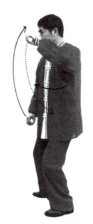

图 88

（3）在身体重心移至右腿的同时，上身右闪并微向右转，左手经身前向左下方弧形运行至左胯前约四寸距离，手心微向左后方，右手经身前向右上方弧形运行至右眼右前方约四寸距离，手心微向左下方（图89）。

（4）然后，按照上述类似的方法，再做左闪身、上左手、下右手的抓挠动作，如此反复练习即可。

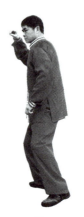

图 89

2. 运步练法

（1）起势与定步练法相同，随着上身的左转，将身体重心移至左腿，右脚向前上步成右丁八步，脚跟略离地为虚步，在此过程中，左手上行至左眼左前方约四寸距离，手心微向右下方，右手向右下方运行至右胯前约四寸距离，手心斜向右后方（图90～图92）。

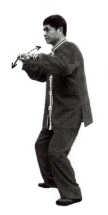

图 90

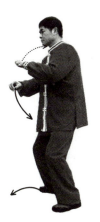

图 91

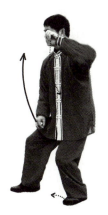

图 92

（2）随着上身的右转，将身体重心移至右腿，左脚向前迈一大步成虚步的左丁八步，与此同时，左手先向右、再经身前向左下方弧形运行至左胯前约四寸距离，手心微向左后方，右手先向左、再经身前向右上方弧形运行至右眼右前方约四寸距离，手心微向左下方。（图93、图94）

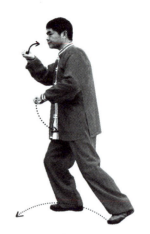

图 93

（3）此动定势后，再使右脚向前迈一大步成虚步的右丁八步，并同时随着上身的左转，做一个左手下行、右手上行的抓挠动作。如此反复向前练习即可。

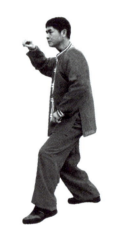

图 94

（4）当向前进步的闪身抓挠熟练掌握后，也可进行向后退步的练习。两者运步的区别为：当左式或右式的抓挠动作定势后，若以前进步法练习时，将身体重心移至前腿，后脚向前迈一大步成丁八步；若以后退步法练习时，则要将身体重心全部移至后腿，前脚向后退一大步成丁八步；两者手臂的运行状况相同，而且定势的状态一样，即：在前的脚其同侧的手在下，在后的脚其同侧的手在上。

3. 健身功效

猴形闪身抓挠动功运动特点较强，多种慢性病患者均适宜练习。由于此动功的手臂活动范围及颈部转动幅度不是太大，因此，对于那些较为严重的颈椎病与肩周炎的患者来说，可作为首选功法。此外，该动功的闪身特点及抓挠动作，可很好地应用于防守与自卫。比如，当来犯者以拳向我击来时，我可通过猴子闪身的方法，使其拳锋落空；或者，在我闪身之际，以一腕部外侧掤挡敌方进击的拳臂，另一只手的五指向前抓挠对方面部。

三、灵猴摘桃

在猴子的食物中，桃子是它们的最爱。《西游记》中有孙悟空偷吃仙桃的故事。摘桃是猴子擅长的本领。当猴子看中树上目标后，一个跳跃动作即把桃子摘下，其动态灵活有趣。故五禽戏中亦有"猿摘"之戏。根据猴子这一活泼好动的特征，幼教专家们还专门编有"摘桃子"的舞蹈让孩子练习。若模仿猴子摘桃的动作并应用于武术中的技击，可起到很好的闪展腾挪、攻防于瞬间的作用。

1. 定步练法

（1）单爪摘桃

① 两脚开立，略呈八字步，其距离与肩同宽，两腿弯曲如猴站立状，两手置于胸前，与胸部约六七寸距离，手形卷曲呈半爪状态（图95）。

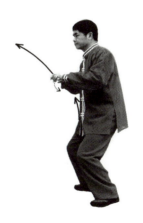

图 95

②在上身左转之际，两腿直起，右手边张开边向前上方运行，至右臂为快要伸直的状态，头部略呈上抬，然后，右手合拢如摘桃状；此动不停，随着两腿的下蹲，右手缓慢拉至胸部，同时，下颌自然回收。此为右式摘桃练法（图96、图97）。

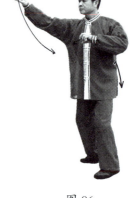

图 96

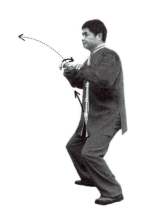

图 97

③左式的摘桃练法与右式练法动作相同，只是方向相反（图98、图99）。

④如此进行左右式交替练习即可。

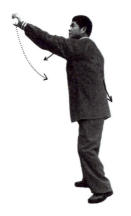

图 98

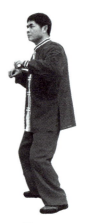

图 99

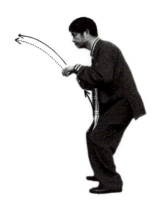

图 100

（2）双爪摘桃

与单爪摘桃的练法基本相似，只是在起身抬头之际，两手要同时向前上方以半爪形方式张开，随着两腿自然地屈膝蹲身，两手同时合拢如摘桃状，如此反复练习即可（图100～图102）。

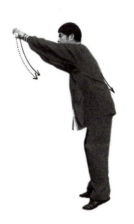

图 101

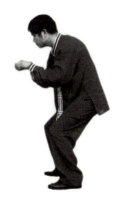

图 102

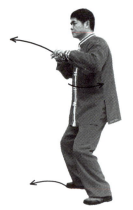

图 103

2. 动步练法

（1）单爪摘桃

① 下肢动作同定步练法（图
103）。

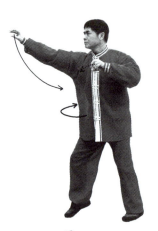

图 104

② 将身体重心移至左腿，右脚向
前迈步成右丁八步，与此同时，上身直
起，头部上抬，右手边向前上方运行边
慢慢撑开，此后再合拢做摘桃动作，最
后，两腿略有下蹲，右手回拉至胸部（图
104、图 105）。

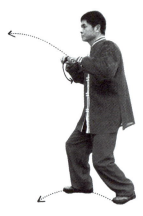

图 105

③身体重心移至右腿，左脚向前迈步成左丁八步，左手则向前上方做一个类似右式的摘桃动作，此后再将左手回拉（图106、图107）。如此左右式交替练习即可。

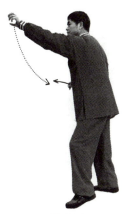

图 106

（2）双爪摘桃

与单爪摘桃的动步练法区别是：不论上左脚还是上右脚，均是随着头颈的上抬、上身的直起，两手同时向前上方张开，其状如待抓之猴爪；随着两腿的下蹲，两手边做合拢摘桃的动作边向后回拉。比如，可先将身体重心移至左腿，上右脚进行摘桃练习，此后，再将身体重心移至右腿，上左脚进行摘桃练习（图108～图113）。如此反复交替练习即可。

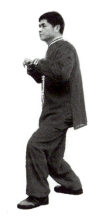

图 107

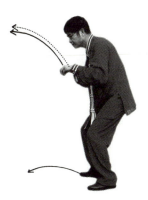

图 108

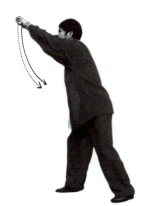

图 109

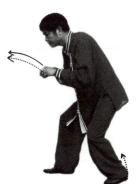

图 110

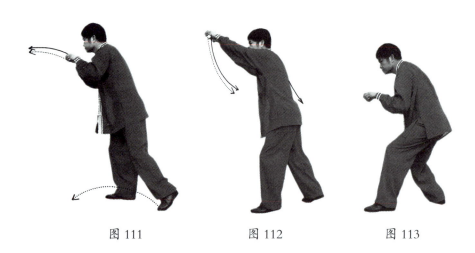

图 111   图 112   图 113

3. 健身功效

不论单爪摘桃或双爪摘桃，当前行动作熟练后，也可进行后退的摘桃练习。

灵猴摘桃动功的特点有屈膝蹲身、头颈上抬、手臂伸摘的动作，故摘桃的猴形动功对下肢的膝关节、颈部关节及上肢的肘关节、肩关节都有一定锻炼作用。对于这些部位有慢性疾患者，选练此动功均有不同程度的疗效。

但要注意的是，对于严重的膝关节炎患者来说，开始练习时，不要使腿部弯曲程度过大，以免加重病情。

此外，就武术角度而言，此动功尚有体验劲力及直接应用于技击的作用。比如：在我单手或双手向前下方做抓摘动作时，可体验周身之力贯通于手臂的感觉，当这种感觉强化后，还可使其以爆发力的方式骤然发出。再如：单手或双手向前上方抬起动作，具有架挡进攻者的拳、臂的作用；两手向前下方的抓摘动作，可有效地抓打对方面部或胸部。

第五节 蛇 形

蛇是无足的爬行动物，种类繁多。"蛇"字的组成是在"它"字旁加了个"虫"字，其寓意表示蛇是摆尾游行虫类。根据生物进化历史可知，蛇在地球上的出现比人类要早得多。蛇的行走千姿百态，或直线行走或蜿蜒前行，这是蛇的结构所决定的。

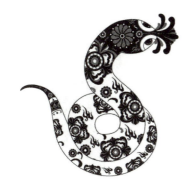

蛇形

蛇被认为是聪明灵活的动物,《圣经》亦有"温驯如鸽子,灵巧如蛇"之说。蛇的捕食本领很强:能喷出毒液使猎物中毒身亡;可用尖锐牙齿死死咬住猎物而不松口;或以柔长的身躯紧紧缠住猎物使其窒息死亡;且能吞下比自己大许多倍的猎物。

养生家或拳家根据蛇的运动特征或扑食情景,创编了蛇形动功与蛇拳。这不但丰富了养生功法,还使武坛增添一朵奇葩。模仿蛇身蜿蜒柔性的运动状态,有助于使人放松身体,陶冶性灵,如此对养生健身皆有益处。模仿蛇扑食情景而创编的蛇拳,具有极强的实战技击作用。

一、惊蛇游动

1. 定步练法

（1）下肢站成右丁八步,两腿略弯曲,左手置上腹前约半尺距离,五指斜向右前方,掌心向下,右手置于左掌右前方约半尺距离,使之呈空握拳状,拳心向左,拇指置于食指上方,指端向前(图114)。

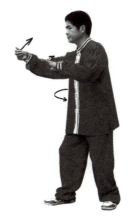

图 114

（2）腰胯向左转动，并由此带动两臂两手向右摆动（图115）。

（3）然后，再使腰胯向右转动，并由此带动两手向左摆动（图116），如此腰胯部位交替向左右转动，并带动两手不断摆动，如蛇游动。

（4）以上是右脚在前的右式练法。左式的练法与右式练法动作相同，方向相反。即左脚在前时，要保持左拳在前、右掌在后的状态，然后以腰部的转动来带动两臂在身前的摆动。

（5）此外，也可做反向的操作练习。即右脚在前、左手在前、右手在后惊蛇游动练习；或左脚在前，左手在后，右手在前的惊蛇游动练习。

2. 配合踩步练法

站成定步练法的起势动作（图117）；当右脚向前迈半步时，腰胯向左转动，并由此带动两臂两手向右摆动，（图118、图119）；左脚随后跟进半步，与此同时，腰胯向右转动，并由此带动两臂两手向左摆动（图120、图121）。

踩步的退步练法与前进练法基本类同，其区别之处是：前进练习时，先将身体重心移至左腿；而后退练习时，要将身体重心移至右腿，左脚向后撤步，右脚随之后移（图122～图125）。

也可进行左脚在前的前进或后退的踩步练习。

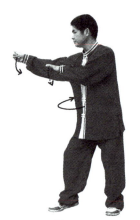

图 115

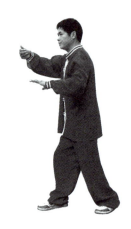

图 116

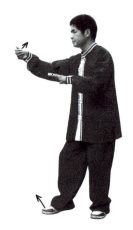

图 117

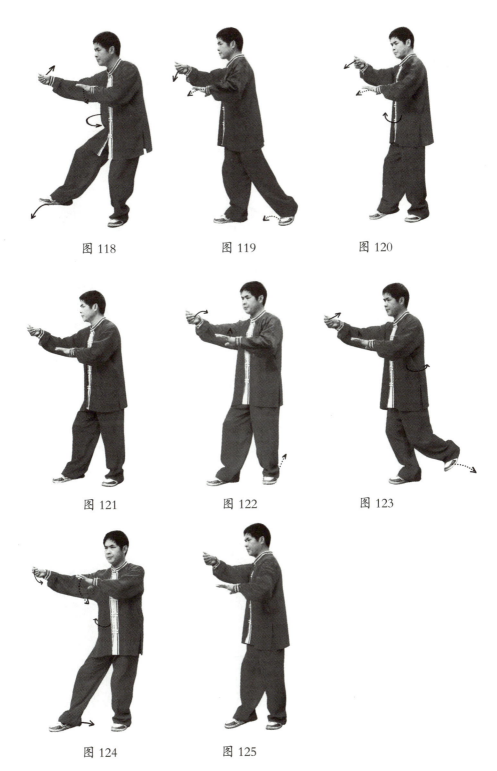

图 118　　　　　　　图 119　　　　　　　图 120

图 121　　　　　　　图 122　　　　　　　图 123

图 124　　　　　　　图 125

3. 配合摩擦步练法

（1）前　进

① 预备式与定步练法相同（图126）。将身体重心移右腿，左脚向前迈一大步，与此同时，腰胯向左转动，并由此带动两臂两手向右摆动（图127、图128）。

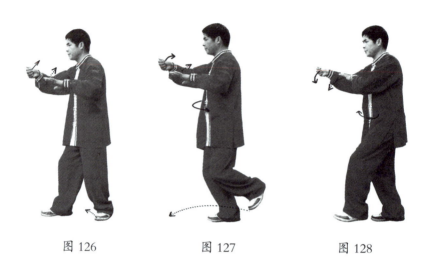

图 126　　　　　　　图 127　　　　　　　图 128

② 待左脚落地成左丁八步之际，再使腰胯向右转动，并由此带动两臂两手向左摆动（图129）；此动不停，将身体重心移左腿，右脚向前迈一大步，与此同时，腰胯向左转动，并由此带动两臂两手向右摆动（图130、图131）。

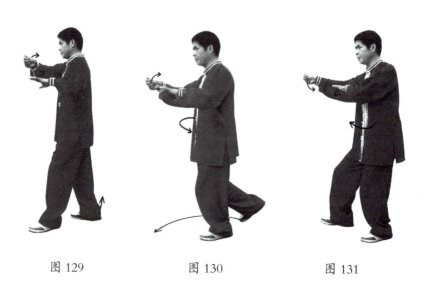

图 129　　　　　　　图 130　　　　　　　图 131

③ 待右脚落地成右丁八步之际，再使腰胯向右转动，并由此带动两臂两手向左摆动（图132）。如此反复向前练习。

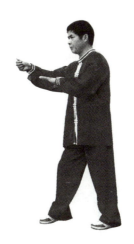

图 132

（2）后　退

① 预备式与定步练法相同（图133）。将身体重心移左腿，右脚向后退一大步，与此同时，腰胯向右转动，由此带动两臂两手向左摆动（图134、图135）。

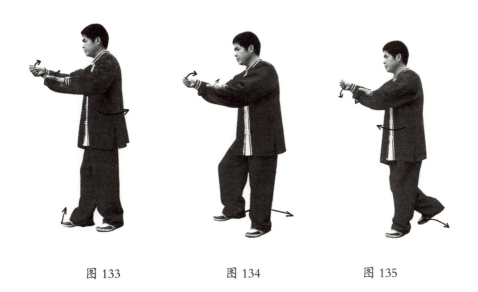

图 133　　　　　　　图 134　　　　　　　图 135

② 右脚落地后，将身体重心移至右腿，并缓缓形成左丁八步，与此同时，再使腰胯向左转动，由此带动两臂两手向右摆动（图136）；此动不停，将身体重心移右腿，左脚向后退一大步，与此同时，腰胯向右转动，由此带动两臂两手向左摆动（图137、图138）。

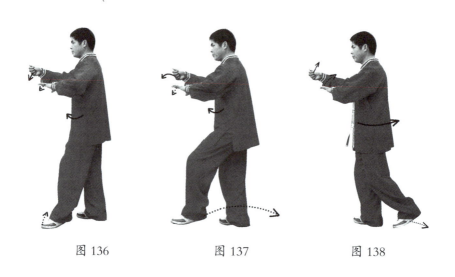

图 136　　　　　　　　图 137　　　　　　　　图 138

③ 左脚落地后，将身体重心移至左腿，并缓缓形成右丁八步，与此同时，腰胯向左转动，由此带动两臂两手向右摆动（图139）。如此反复向前练习。

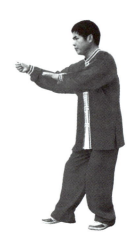

图 139

二、白蛇吐信

"信"即舌头，所谓蛇吐信就是蛇吐舌头。蛇的嗅觉器官不是鼻子，而是舌头。蛇能靠带有小叉的舌头来感知周围的环境或不同的猎物。当蛇感到有危险存在或要发动进攻时，总要吐出长长的舌头，其目的就是要把感知的信息传给大脑，以便做好撤退或进攻的准备。此外，蛇的吐信亦有威慑或恐吓对方之意，那一伸一缩的舌头好像随时都在准备攻击一样，样子着实很可怕。拳家模仿这一特征创编了相应的招式，如太极拳、双截棍中均有此招。

（一）白蛇单吐信

1. 定步练法

（1）预备式：下肢站成右丁八步，两掌置于身前，与心窝同高，掌心向下，十指斜向前上方，左掌在后，与自身六七寸距离，右掌在前，离左掌约半尺距离，两掌横向约半尺距离（图140）。

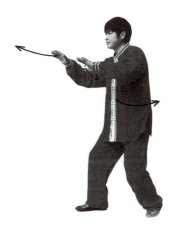

图 140

（2）上身左转，左掌略向下向后弧形回收，右掌如蛇吐信，略向上向前弧形伸出，至右臂快要伸直为止（图141）。

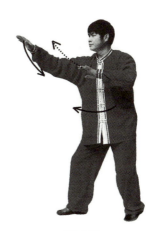

图 141

（3）上身右转，右掌做稍向下向后的弧形回拉动作，使之归至原位，与此同时，左掌略向前推移（图142）。

要点：在整个动作中，右掌的运行路线为较扁的椭圆形，其状如白蛇之信向前吐出。如此即为第一个单吐信动作，然后再如此反复循环练习。

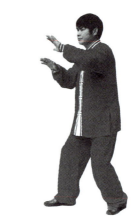

图 142

2. 动步的前进练法

（1）预备式与定步练法相同（图143）。

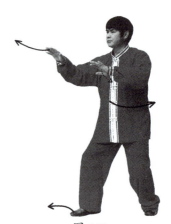

图 143

（2）右脚向前上半步的同时，上身左转，右掌如蛇吐信，向前伸出，至右臂快要伸直为止，左掌随之回收（图144）。

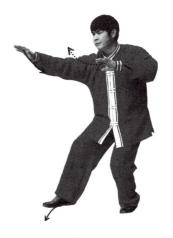

图 144

（3）右脚落地后，左脚紧跟半步，与此同时，上身右转，右掌做向下向后的回拉动作，左掌前推，使之略前于右掌，此动不停，随着上身的左转，左掌略向后拉，右掌则略向前推，随之双掌完全回归原位（图145、图146）。

（4）依上述之法，再做下一个前进练习。

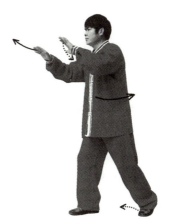

图 145

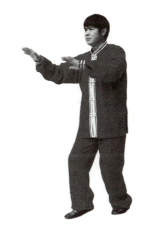

图 146

3. 动步的后退练法

（1）预备式与定步练法相同（图147）。

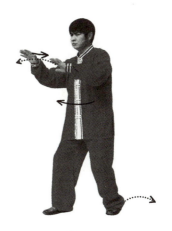

图 147

（2）身体重心置于右腿，左脚后撤半步，上身右转，与此同时，右掌做向下向后的回拉动作，左掌前推，使之略前于右掌（图148）。

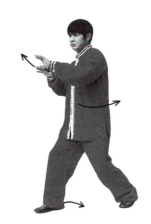

图 148

（3）身体重心置于左腿，右脚随之后退，脚跟略提，脚尖着地，与此同时，上身左转，左掌稍向后向下回拉，使之至身前约半尺距离，右掌则如白蛇之信向上向前穿出，至右臂似直非直为止（图149、图150）。

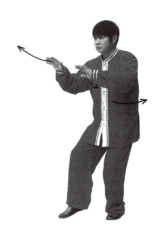

图 149

（4）然后，再做第二个退步的吐信的动作。如此反复练习即可。

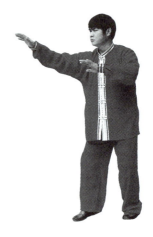

图 150

（二）白蛇双吐信

1. 定步练法

（1）预备式与单吐信的预备式相同（图151）。在左掌略向后拉的同时，上身左转，右掌如蛇吐信，向前缓缓穿出（图152）。此动作不停，上身右转，左掌随之向上、向前以吐信之势向前伸出，至左臂似直非直为止，右掌向下、向后回拉，至身前约半尺距离（图153、图154）。

（2）在上身左转的同时，左掌向下向后回拉至身前约半尺距离，右掌随之向上、向前以吐信之势向前伸出，至右臂似直非直为止（图155、图156）。然后，再使右掌回拉，左掌做前穿的吐信动作，如此反复练习。

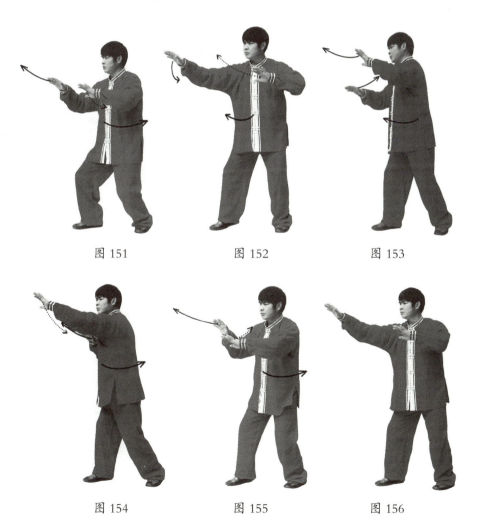

图151　　　　　　　图152　　　　　　　图153

图154　　　　　　　图155　　　　　　　图156

2. 配合垫步练习

（1）预备式与定步练法相同（图157）。

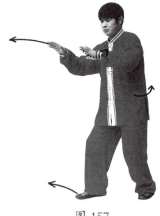

图 157

（2）右脚向前垫步，与此同时，上身略向左移，左掌回拉，至身前约半尺距离，右掌向上向前做吐信的穿出动作，至右臂快要伸直为止（图158）。

（3）待右脚落地后，左脚向前跟步，上身略向右转，与此同时，右掌回拉，至身前约半尺距离，左掌向上向前做吐信的穿出动作，至左臂快要伸直为止（图159、图160）。

（4）按上述动作再走垫步，两掌交替不断地做向前向上的穿出吐信动作。

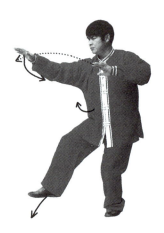

图 158

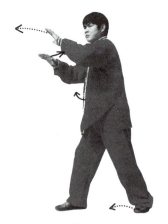

图 159

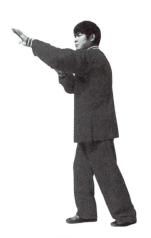

图 160

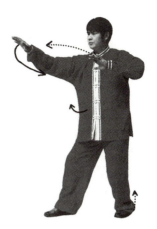

图 161

3. 配合摩擦步练习

（1）在预备式的状态下（图161），将身体重心移至右腿，左脚向前迈一大步成左丁八步，与此同时，上身略右转，左掌向上向前缓缓穿出，如蛇吐信之状，至左臂快要伸直为止。右掌略向下向后做回拉动作，至身前约半尺距离（图162～图164）。

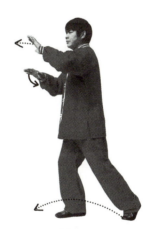

图 162

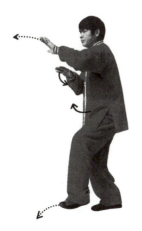

图 163

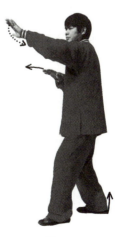

图 164

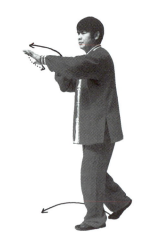

图 165

（2）动作不停，将身体重心移至左腿，右脚向前迈一大步或右丁八步，与此同时，上身略左转，左掌略向下、向后做回拉动作，至身前约半尺距离，右掌向上、向前缓缓穿出，如蛇吐信之状，至右臂快要伸直为止（图165～图167）。

（3）然后，两足两手不断地做上步与穿出的吐信动作。

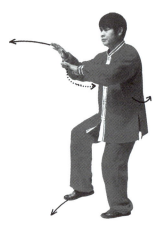

图 166

三、巨蟒缠身

蟒即巨蛇，又称蟒蛇，是当今世界较原始的蛇种之一，其体长达5～7米，虽属无毒蛇，但其牙齿尖锐，猎食动作迅速准确，其最擅长的本领就是用身体缠绕猎物，使猎物窒息身亡。动物中的小鹿、小野猪、兔、松鼠和家禽等，都是蟒蛇猎食的对象。

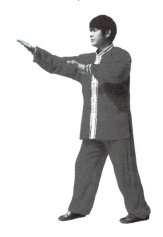

图 167

1. 定步练习

（1）预备式：下肢站成右丁八步，左掌的虎口部位至心窝约六七寸距离，掌心向下；右掌在前，与右足相齐，其高度略低于右肩，掌心向左，两掌的横向距离约半尺（图168）。

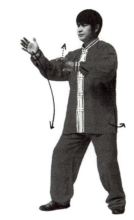

图 168

（2）在上身微向左转的同时，屈膝坐胯，重心下降，右掌向下弧形运动至右膝上方稍内侧，左掌随之略上抬（图169）。

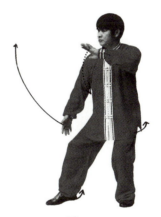

图 169

（3）右脚跟离地，并使之略向外摆，同时，右胯前送，右膝内扣，右掌向右向上弧形运动至右脚外侧正上方，右臂与自身约60度，左掌随之略向后向下回拉（图170）。

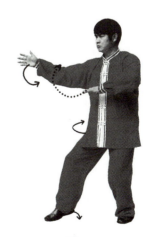

图 170

（4）右胯回收，右脚跟内摆并着地，使之回落原位，与此同时，上身直起，并略向右转，右掌向左逆时针摆动至起始位置，左掌随之做一个顺时针的平圆动作（图171）。

（5）按上述路线再做第二个巨蟒缠身的动作，由此反复练习。

要点：练习时要注意周身的协调性。身体的各部位要环环相扣，处处相随，就整体而言，身如巨蟒，右臂则如蟒体之一部分，随着屈膝与直起、送胯与收胯，右臂同时随之做逆时针的缠绕动作。

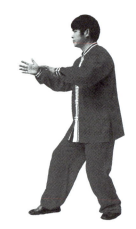

图 171

2. 配合前进垫步

（1）先站好定步练习的预备式（图172）。

（2）将身体重心移至左腿，右脚向前进半步，略成虚步，前脚掌略向内摆，与此同时，重心下沉，右胯前送，右掌向下向外弧形落下至右膝上方约半尺距离，左掌随之略向后向右回拉；此后，身体重心移至右腿，左脚向前跟半步，脚跟离地，与此同时，右掌向外向上弧形运动，使之与右肩同高，左掌随之向下向外落至胃部相齐（图173～图175）。

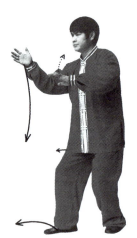

图 172

（3）左脚跟落地，将身体重心移至左腿，右脚向前垫步，右掌再做第二个缠绕动作，左掌随之做向外向上的弧形运动。如此向前反复练习。

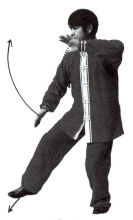

图 173

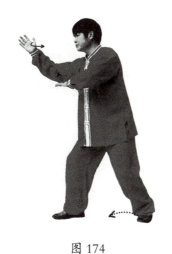

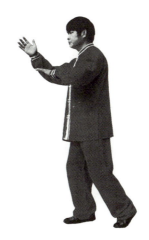

图 174　　　　　　　　　　　　图 175

3. 配合后退垫步

（1）预备式同定步练习（图 176）。在身体重心移至右腿之际，左脚向后撤半步，并随即将身体重心移至左腿，同时，左胯内裹，重心下沉，上身略向左转，右胯前送，右脚成虚步，左掌略向上抬，右掌下落至裆前六七寸距离（图 177、图 178）。

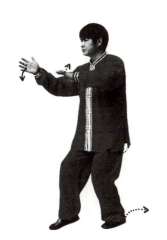

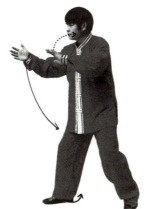

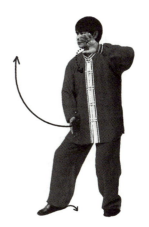

图 176　　　　　　　图 177　　　　　　　图 178

（2）右脚后移半步，在身体重心上移的同时，右掌向右向上弧形运动至体侧，右臂与自身约60度，左掌随之略向下移（图179）。

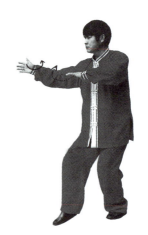

图 179

（3）左掌向右顺时针、右掌向左逆时针弧形运动至原始位置（图180）。

（4）依此之法，再进行第二个配合后退的垫步练习。

四、双蛇舞动

所谓双蛇舞动，即是将左右两臂当作两条不同的蛇，同时在空间戏耍舞动。

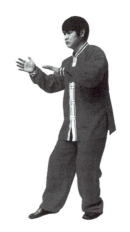

图 180

1. 定步练习

（1）预备式：下肢站成右丁八步，两臂抬起，两腋半虚，两掌置于身前，与胸相齐，右掌置于右足上方稍内侧，左掌在后，距右掌约三四寸距离，两掌横向约一头距离，掌心斜相对，整体放松（图181）。

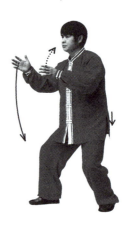

图 181

（2）两膝略屈，重心稍向下沉，左掌上举略低于头，右掌下落至右膝上方约半尺距离（图182）。

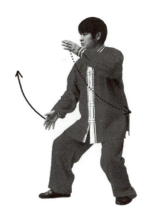

图 182

（3）上述动作不停，左掌略向后再向左下方弧形运动至身体左侧，使之与自身60～70度，右臂向右上方弧形运动至身体右侧，使之与自身60～70度（图183）。

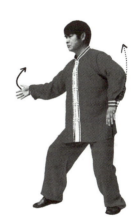

图 183

（4）左掌继续向右向前弧形运动至身前，使左臂保持似直非直的状态，右掌随之先向上再向左后方弧形运动至左胸前约半尺距离，掌向斜向左后方（图184～图186）。

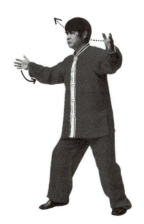

图 184

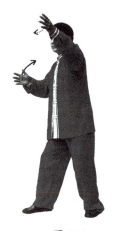

图 185

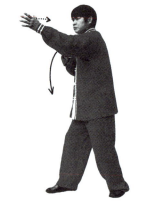

图 186

（5）左胯稍向右摆动，与此同时，左掌先向上再向右后方弧形运动至右胸前约半尺距离，掌心斜向后方，右掌先向右下方再向上向前弧形运动，使右臂保持似直非直的状态（图187、图188）。

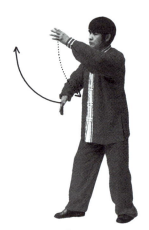

图 187

（6）在双蛇舞动的过程中，左臂左掌在身前的左半部分做顺时针的缠绕舞动，右臂右掌在身前的右半部做逆时针的缠绕舞动。两臂两掌如此交替练习。

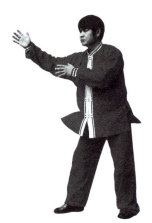

图 188

2. 配合踩步练习

（1）先站好双蛇舞动的预备式（图189）。

（2）将身体重心移至左腿，右脚向前垫步，左掌向右后方弧形运动至右胸前约半尺距离，掌心斜向右后方，右掌先向后下方再向上向前弧形运动，使右臂保持似直非直状态（图190、图191）。

（3）左脚向前跟步，与此同时，左掌先向左下方、再向上、向前弧形运动，使左臂保持似直非直状态，右掌向左后方弧形运动至左胸前约半尺距离，掌心斜向左后方（图192～图194）。

（4）按上述动作，每走一个踩步，两臂两掌各完成一个缠绕的舞动。如此反复练习即可。也可依此做类似的后退练习。

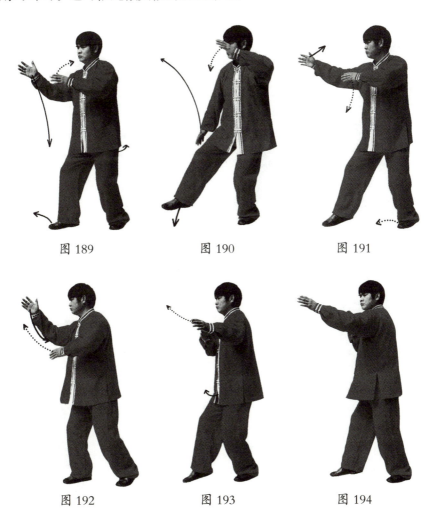

图189   图190   图191

图192   图193   图194

3. 配合摩擦步练习

（1）先站好双蛇舞的预备式（图195）。

（2）将身体重心移右腿，左脚向前迈一大步成左丁八步，与此同时，左臂左掌在身前左半部做顺时针的缠绕舞动，至左臂保持似直非直的状态，右掌向左后方弧形运动至胸前约半尺距离，掌心斜向左后方（图196～图198）。

（3）将身体重心移至左腿，右脚向前迈一大步成右丁八步，与此同时，左掌向右后方弧形运动至右胸前约半尺距离，掌心斜向右后方；右臂右掌在前，身右半部做逆时针的缠绕舞动，至右臂保持似直非直状态（图199～图201）。

（4）按上述之法，使两脚交替向前迈步，两臂两掌做相应的缠绕舞动。也可依此做退步的练习。

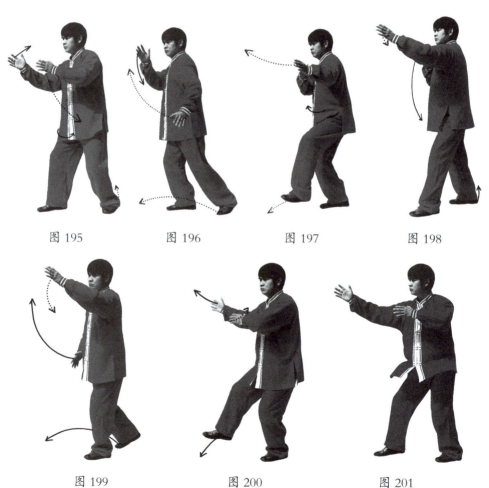

图195　　　　图196　　　　图197　　　　图198

图199　　　　图200　　　　图201

第六节 大成拳五形动功健身价值

一、对运动系统的作用

由于大成拳五形动功以动为先，故对运动系统作用显著。运动系统疾病有关节炎、颈椎病、肩周炎、腰椎间盘突出、脑血栓后遗症等。模仿禽类或兽类的大成拳五形动功，可强健筋骨、温养肌肉、活血化瘀、祛除寒气、通利关节。

筋骨的强健改善了骨质结构，提高了筋腱韧性，支撑人体的四肢百骸就会变得强壮与有力。

肌肉的温养，能活跃肌肉组织，使肌肉变得发达，肌肉会因此而增力，这对因肌无力所形成的骨节松动或突出，有着重要的复位作用。

活血化瘀可加快血液循环，打通淤积之处，使身体各个部位充分获取营养，这对多种运动系统疾病均有益处。

人们常说的"老寒腿""月子病"、风湿性关节炎，或一遇阴天下雨就腰酸背痛等病症，中医认为均是寒气侵袭的结果，长此以往，相关的结缔组织就会发生炎症与增生，并由此引起关节失活。坚持大成拳五形动功的锻炼，可有效地使寒气散去，灵活关节，最终起到消除这些疾患的作用。

二、对消化系统的作用

消化系统包括胃、肠、肝、胆、脾、胰等器官。胃有容纳食物和初步消化的作用。胃部的病变可使人吃不好，或稍有进食就胀痛、坠痛，就吐酸水。民以食为天，如果胃部病变使人难以进食，机体的各种营养就跟不上，各种器官的机能就降低，甚至发生病变。比如食管癌、胃癌的患者就会因为不能进食而被"饿死"；肠道有了疾病，消化和吸收功能就下降。被人体摄取的营养就不能真正被吸收。比如肠炎患者，营养物质还没有被充分消化即排出体外；肝脏有病就会影响造血、代谢、解毒以及胆汁的分泌；胆囊有病可影响胆汁的储存和排出，而胆汁能乳化脂质，同时亦能帮助消化部位蛋白质和糖类。脾系五脏之一，具有滤血、造血、储血、免疫及运化水谷的功能；胰是人体第二大消化腺，它所分泌的胰岛素直接参与了糖代谢，当胰岛素分泌不足或其活性降低时，就会使血糖升高而患糖尿病。

运动能帮助消化，这是人所共知的。大成拳五形动功是在缓慢均匀的状况下完成的，由此引起的身心松静会使呼吸变得深长而又缓慢，这对腹腔内消化器官有着良好的按摩作用，加之许多动功的转身、叠荡特征，则又强化了这种按摩效果。如此则加强了消化管道的蠕动，增多了消化腺分泌的消化液，改善了胃肠的血液循环，这就使食物中的营养物质得以顺利地吸收和利用。许多胃肠病患者，经过适当的锻炼，食欲增加，消化良好。腹部的胀饱和胃部的烧心、疼痛症状也逐渐消失。大便干燥或经常排泄稀便的人，也可逐渐恢复正常。对于糖尿病患者，也会因特殊的动功方式加强了对胰岛的刺激，从而分泌较多的胰岛素，或者激活了具有抵抗性的那部分胰岛素，此时再适当地注意控制饮食，很快就能使血糖正常。

三、对神经系统的作用

神经系统包括中枢神经及周围神经，中枢神经通过周围神经与人体各个器官、系统发生联系。中枢神经所起的作用就是整个机体的司令部。如果司令部的机能失灵或指挥不当，机体就难以成为完整的统一体，难以适应不断变化的外界环境。这样就会使其他系统或器官发生某种病变。人们所熟知的神经系统的疾病有神经衰弱、癔症、精神分裂症、癫痫病等。其中的神经衰弱一直被认为是不易治愈的慢性病，其症状复杂，多种多样，变化很大，尤其以头痛、失眠、多梦、健忘、精神萎靡不振为主要症状。医药治疗难以奏效，医生也颇感棘手。其病因主要是大脑皮质过度紧张而引起的功能紊乱，从而使五脏六腑也陷于机能失调。

作为司令部的中枢神经是由脑细胞组成的，使脑细胞得以充分休整，是神经系统疾病的最好的灵丹妙药。大成拳五形动功所起到的作用主要有以下3个方面：① 动中有静使大脑细胞产生广泛的抑制，从而使已经疲劳的脑细胞恢复机能；② 动中的特殊意念活动能使兴奋与抑制相互诱导，新的兴奋会有效的使原先过度兴奋的病灶脑细胞得以休息与调整；③ 神经衰弱通常是缺乏体育锻炼，或脑力劳动过度所引起，大成拳五形动功属于肢体方面的活动，这样就兴奋了主管运动系统的神经，极大程度的抑制了主宰脑力活动的神经。这对解除病理的兴奋灶，建立新的神经联系，阻断病理联系，消除恶性循环、有效地预防和治疗神经衰弱大有益处。

四、对心血管系统的作用

心血管系统又称为循环系统，指的是运送血液的器官和组织，主要包括心脏和血管。这些系统疾病都有着相似的病因、病发过程及治疗方法。其病症包括高血压病、高血脂、冠心病、心绞痛、心律失常、心力衰竭等。其中的高血压病是由于长期的精神紧张所致，高血脂是因为血液的脂质物质含量过多所引起。血脂的升高会使血管内壁形成淤积而失去弹性或变得狭窄，这无疑也是血压升高的诱因；血脂和血压升高至一定程度后，心脏血管的动脉就会硬化，这就加速了冠心病的形成。当血管中的淤积流冲到大脑中较细血管时，就会形成血栓，如果此时的血压过高，就会将接近堵塞的血管冲破而形成脑出血。

作为常规的医疗方法，不主张患心血管系统疾病的人参加体育运动，尤其是剧烈运动。原因是运动可造成心跳加剧，呼吸困难，运动量难以控制。然而，大成拳五形动功并非剧烈运动，其特点既能使肢体得以适度锻炼，又不至于出现心跳急剧加快，而且动功的松静还能消除紧张情绪，使全身大量毛细血管扩张，小血管口径变粗，血流外周阻力大大减小，血压下降，此外，大成拳五形动功的某些特殊运动形式按摩了五脏六腑，在一定程度上除能消耗淤积的脂质，还可软化血管，这对防治动脉硬化、高血压病、冠心病均有较好的效用。

五、对呼吸系统的作用

呼吸系统指的是吸气获得氧气、呼气排除二氧化碳的系统。它包括呼吸道的鼻、咽、喉、气管和支气管，以及进行气体交换的肺。呼吸系统除具有肺通气和肺换气功能外，还具有防御功能、代谢功能和神经内分泌功能。防御功能是通过鼻部加温过滤等物理机制、溶菌酶等化学机制来实现的；肺的代谢功能是通过肺部活性氧、蛋白质等物质的生理特征得以完成；肺部组织内存在一种具有神经内分泌功能的细胞，故呼吸系统亦有神经内分泌功能。当呼吸系统发生病变或功能异常时，不但本系统器官受损，而且还会累及其他系统的器官发生病变。

呼吸系统的疾病气管炎、支气管炎、支气管哮喘、肺气肿、肺结核、肺癌等。作为最常见的"老慢支"，虽不至于使人很快丧命，一旦发病，昼夜咳喘不止，痛苦万分，稍遇风寒便病情加重。

五形动功对呼吸系统的影响主要体现在以下 5 个方面：① 动中有静，可使呼吸变得慢细深长，可自然地增加肺活量，这对消除呼吸器官的瘀血现象，调节全身的血液循环都有积极作用；② 调整机体免疫功能；③ 调节植物神经功能紊乱；④ 控制呼吸道感染，当失调的免疫功能趋于正常后，机体的变态反应及器官的感染状况就会消除，进而达到治疗目的；⑤ 缓慢均匀的大成拳五形动功具有增强元气、积聚能量的作用，提高了机体的整体活力，这对具有消耗性特征的肺结核有着根本的扶正和康复作用。

六、对泌尿系统的作用

人体从摄取的食物中吸收营养成分后，还有一些不能被机体利用或者有害的物质，这就需要通过相关的途径排除体外，该途径即是由肾、输尿管、膀胱及尿道所组成的泌尿系统。当其中任一环节出现问题后，那些有害的与无用的物质就会使人出现病理反应。

最常见的泌尿系统疾病有细菌或病毒感染、前列腺增生、前列腺炎、肾炎等。有很多久治不愈的老病号，都走不出泌尿感染疾病反复发作的"怪圈"。其中的前列腺炎和前列腺增生已成为威胁男性健康的主要病种之一。病症所表现的尿频、尿急、尿痛、排尿困难等使患者异常痛苦。坚持大成拳五形动功锻炼，可有效地固本陪元，全面提高人体的抗病能力。这对消除慢性炎症、改善尿频、尿流梗阻等均有一定效果。大成拳五形动功中的身体扭动或旋转动作可激发和增强前列腺功能，加强泌尿系统的排泄作用，从而使其功能恢复正常。

对于女性而言，痛经或月经不调常见的妇科病，除下腹剧烈胀痛外，多伴有月经周期异常，以及不同程度的全身症状。练习大成拳五形动功可改善盆腔血液循环，增强腹壁肌肉，调整精神状态，消除器官炎症，从而达到康复的目的。

大成拳五形动功快练欣赏

大成拳健舞

第二章 大成拳养生桩

　　大成拳的桩功有两大类，即养生桩和技击桩。养生桩是为养生所设立，适应于初练站桩者、慢性疾患者，或练技击桩、试力、发力等功法后身感疲惫者。养生桩固然如此重要，但修炼者如果将练功模式仅仅定格于养生桩法，难免会有枯燥乏味之感；反过来讲，如果仅以大成拳五形动功作为修炼的唯一手段，又难免流于形式，不利于功效的深化与体验。因此，作为养生功法的完美体系，应包括养生桩和大成拳五形动功两种形式。它们两者相辅相成，缺一不可。若在动功后站桩，可起到休整机体、强化气感的双重作用；站桩后选练适宜的动功，有利于活动筋骨，活跃"内气"运行。

大成拳养生桩

第一节 六大基础养生桩

一、浑元桩

"浑元"二字，乃谓天地之气，或引申为天地之意。浑元桩即为立身于天地之桩；或者，站桩时周身阔大无比，有立身于天地之感，有采集天地浩气之意。正因为如此，浑元桩是养生桩乃至大成拳的重要桩法。其原因是：只有站好了浑元桩，其他站桩就能以此作为根基桩法而加以衍生。此外，浑元桩修炼也为体验肌松力掤的内劲效应奠定了坚实的基础。

两脚左右分开，与肩同宽，以接近平行的状态站立，两手抬起，与肩同高，与肩同宽，两肘略低于肩部，两掌心向内，与自身约一尺距离，两臂呈横向的椭圆形，两腿自然弯屈（不要刻意弯屈），立身中正（图202、图203）。

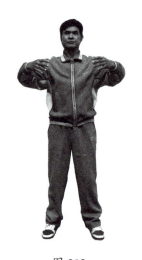 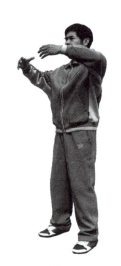

图202　　　　　　　　　　　　　　　图203

特别说明的是：在不同的书籍或文稿中，均对身体各部位提出了具体要求，比如头、颈、目、舌、臂、腰、臀、腿、足等，要领很多。但正确的操作方法为：采取上述较为直接的、简单的方式自然而然地进入桩功模式，而不是拘泥文字上的条条框框。假若站桩时想这想那，势必会给大脑造成负担，不利于放松和入静。以简单的操作进入桩功后，身体会自然地处于头悬顶、项竖目正、肩撑肘横、外撑内抱和两腋半虚的状态。

浑元桩为"正气"之桩，能全面地改善身体素质，提高免疫力，对于任何体弱多病者、初习站桩者均为首选桩法。随着站桩的深入，"内气"效应愈加明显，乃至逐渐出现高大无比以及四肢大有支撑宇宙之感，山河大地如同弹丸，我之浩气放纵云天。

只要能正确地站浑元桩，其他站桩稍加衍变即可。

二、养气桩

在浑元桩间架的基础上，两臂自然下垂，两腋半虚，两手与自身约三四寸距离（图204、图205）。

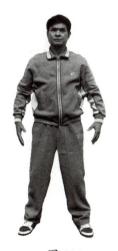 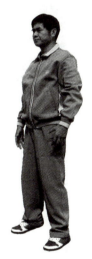

图204　　　　　　　　　　　　　　　　图205

此桩的两臂下垂有助于身体的放松。对于身体条件较差者，站桩难以放松者，或患有咽喉炎、高血压病、神经衰弱等疾病者均可站此桩法。尤其对于高血压病患者，站桩时可设想身置明月之下，月光清辉如水，洒在身上，由上而下地渗透到脚下，效果极好。

三、抱球桩

在浑元桩的基础上，两手下落并稍向内合，使之与胃部同高，两掌心左右斜相对，如抱一篮球状，两肘略下垂，两膝稍有弯曲，周身轻松，舒适自然（图206、图207）。

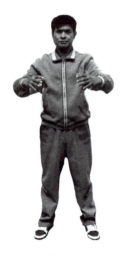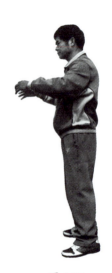

图206   图207

站此桩时，两手热胀麻的气感非常明显，劳宫穴会有突突的跳动感。可设想两手如抱一个气球，十指感到轻微的压力以及气球的反作用力，既不要用力将气球挤扁，也不要松开使它掉落。此桩对关节炎、肩周炎、肠胃炎等有较好疗效。

四、托球桩

在浑元桩的基础上，将两手置于腹前，手心向上，十指斜相对，手与腹部约半尺距离，两手如托球状，两眼平视或微闭，周身放松（图208、图209）。

站桩时，设想两手如托一气球，微风吹起，气球随风而起，自感全身也有飘浮之意，进而达到《大成拳论》所讲的"舒适更悠扬，形象若疯痴"之妙境。胃下垂、肠炎、子宫炎、肋间神经痛等病症者均可站此桩法。

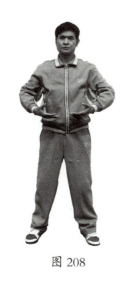

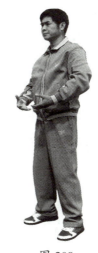

图 208   图 209

五、扶按桩

身法要求同浑元桩，两臂抬起，与地面处于平行状态，两手距离与肩同宽，掌心向下，如搭一物（图210、图211）。

在桩功过程中，意感自身站在水中，两手如按飘浮在水中的气球，并以此体验气球的浮力和动荡不已的感觉。此桩可强化手部气感及其向两臂与全身的引动作用。这对有效地打通经脉，治疗多种慢性疾病均有作用。

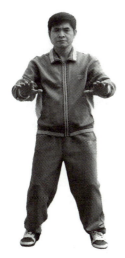

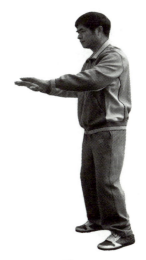

图 210   图 211

六、背手桩

身法同浑元桩，只是将两手反贴于腰部即可，十指分开，自然弯曲，胸腹空灵，肩胯松沉，两眼微闭（图212、图213）。

这是一个休息式的桩法，在站其他桩法感到疲累时，可站此桩。该桩对腰肌劳损、腰椎间盘突出、肾病、性神经官能症、坐骨神经痛等疾病均有疗效。站桩时，设想自身置于温水之中，以体验水对自身的动荡作用。

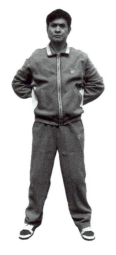
图212

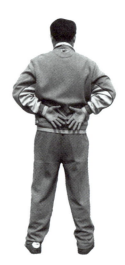
图213

除了上述常见的6种桩法外，还有其他桩功。站式的桩法有：搭物桩、分水桩等。坐式的桩法有：坐抱桩、正坐桩、拉坐桩等。卧式的桩法有：卧吊桩、正卧桩、侧卧桩等。习练者应根据自身的实际状况加以选练。就一般状况而言，应以浑元桩为主导桩法，对于身体特别虚弱的人来说，刚开始时，可从卧式或坐式练起，然后逐渐过渡至其他站式练法。反过来，若其他站式练习或练动功感到疲惫时，也可以坐式或卧式的练法加以调整。

第二节 如何学练养生桩

一、为什么要站养生桩

上一节已介绍了主要的养生桩法，但如何才能练得好呢？这就要求我们首先得明白为什么要站养生桩。人之所以生病或处于亚健康状态，按中医解释属于"正气"不足，"邪气"侵袭。所谓"正气"亦即维持人体生命活动的精微物质"元气"，此精微物质广泛的分布于体内，故又称之为"内气"。一个人的"内气"充盈时，生命力就旺盛，免疫力就强，平时少见得病。按现代科学理论讲，"内气"就是维持人体基础代谢与生理活动的能量物质。有了充足的能量，生活或工作中的举止言谈就活力四射。当一个人萎靡不振或病气泱泱时，我们常用无精打采或少气无力的词语来形容。这里所指的"气"即是人体必需的"内气"或能量物质。

站养生桩的目的就是为了培养锻炼"内气"。凡有桩功经验的人都知道，只要经过适当的站桩体验，身体就会产生不同程度的练功效应。最先是在手部出现或热或胀或麻的感觉，此效应会逐渐由两臂向全身漫延。人体中有十二经脉和奇经八脉，这些经络系统是运达"内气"的通道，在通道的相应位置有能使气机活跃的驿站，即穴位。不断增强的"内气"在经络运行的过程中，必然或多或少地留下痕迹，或者，"内气"途经过某些穴位时，总会产生气机活跃的迹象。这些状况就会客观地使站桩者出现这样或那样功感效应。从另一个角度讲，"内气"的增强会温养筋肉，活跃细胞，冲击神经与表皮。这也是我们产生练功效应的根本原因。

需要强调的是，站桩的目的虽然是培养锻炼"内气"，但自感"内气"的强弱并非衡量练功好坏的标准。其原因是每个人的经络与神经末梢的敏感程度是不同的。对经络敏感者来说，稍加站桩即可产生明显的"内气"效应。即使如此，由于"内气"没有达到足够量度，因此就不会使身体产生质的变化。这就是这部分人气感明显而疾病却没得到很大改善的原因。反过来，对于那些神经末梢等感受器官迟钝的人而言，只要能依法坚持练功，虽然气感不甚明显，但只要气机的量达到一定程度，就能引起质的变化，这就是这部分人疾病好转了而气感不太显著的原因。当然，到了桩功的高级阶段，这两种人在功感效应方面就会趋于类同。

综上所述，我们明白了以下两个道理。

第一，虽然站桩的目的是培养锻炼"内气"，但功感效应的强弱并非衡量桩功质量的唯一标准。其绝对标准是经过站桩后身体发生了好的改观。比如，原来吃不下饭，睡不好觉，现在吃得很香，睡得很甜；血压、血糖、血脂高的人，站桩后得以下降；原来弱不禁风的病秧子也不断健康起来。凡此种种，无论气感多么强弱，都应该认定练得好。否则，即使气感再强，也不能说练得好。

第二，正因为气感效应的强弱不是判断练功好坏的绝对标准，站桩时就不能刻意地追求"内气"的变化，而是让其自然产生，自然变化。这就是顺其自然，水到渠成的道理。如果一味地讲究"内气"的产生与变化，势必使身心造成负担而不利于练功；只要能正确的依法研练，就能使涓涓细流汇成大海。此即人们常说的"无心插柳柳成荫"。

二、养生桩的原则要求

怎样达到培养锻炼"内气"的目的呢？不少的功法采取了行经守穴的方式，如意守丹田或设法打通大小周天，这种人为的练功方法往往适得其反。大成拳养生桩对站桩者的要求非常简单，只要能保持身体的"舒适自然"即可，这就是其重要的而又易于掌握的原则要求。

一个人处于"舒适自然"状态时，就说明其身体放松了，大脑入静了。而放松和入静几乎是所用养生功法的共同要领。如果让一个人进行激烈体育运动，当其气喘吁吁的时候，就不会"舒适自然"，这是由于肌肉紧张和心情烦躁的缘故。当让其坐下来休息时，顿时就会有舒适的的感受，这是因为肌肉得以放松，大脑得以安静。

1. 放松与入静

放松和入静都是相对的。

站桩时，为了维持各种桩式间架，就必须要有四肢的骨骼肌作支撑，这种支撑作用就是肌肉要保持适当的紧张度，即不放松是绝对的。正确的操作是：在肌肉有一定紧张度的情况下，尽可能地要求肌肉放松，这就是松中有紧，紧中有松，松紧适度。

入静也是相对的，绝对的入静是不存在的，除非这个人死了才能万念皆空。即使一个静功修为高深者，也只能在某一时间段进入虚无缥缈的静化状态。思绪单一化的状态即是入静，或者说以一念代万念的状态就是入静。气功中的意守与精神假借均属此种操作。

明白了上述道理后，站桩时如果身体已经处于舒适自然的状态，就一切不必管它。此时想看电视就看电视，想听音乐也可听音乐，但不是主张一练功就必须看电视或听音乐。或者说，桩功中如果大脑想起了工作与生活中某些琐事，该这么想就怎么想，而不必刻意地排除所谓的杂念。此时如果不去管它，这些思绪会一闪而过，如果有意地排除它，真正的杂念就越来越多。甚至会出现头昏脑涨。

养生桩的原则要求虽然是舒适自然，但对任何人来说，均会出现既不舒适又不自然的状况。体弱多病者短时间内就会因为肌肉酸痛而难以坚持，即使身体强壮者或功力深厚者能站较长时间，但也会出现不适的疲累感。这样就违背了舒适自然的原则要求。此时，既不能咬着牙硬撑下去，又不能停下来不练了。正确的方法就是将肢体重新调整至新的舒适自然的状态。

2. 桩法调整法

（1）肢体调整法

选站浑元桩时，最容易出现肩酸臂痛，此时，可将两臂降低，两手置于上腹前方，整体间架呈现非正规的抱球桩。过一会儿，如果消除了肩臂的不适之感，即可上抬至标注的浑元桩。如果此时仍有不适，可将两手完全下落至体侧，成为非标准的养气桩。

当腿部酸痛疲累时，可将一只脚向前迈出成稍息式，使其得以休整，此后再将另一只脚迈出以稍息式得以休整。

当整个站式均感不适时，也可以坐式来调整。在坐式状态下，两脚掌可平放地面，也可将前脚掌微微抬起；两手可在身前抱起，也可轻放于两腿（掌心向上向下均可）。

如果坐着练仍感不适，也可调整为卧式练习，假若躺在床上练习也心烦意乱，干脆就不要练了。

（2）意感调整法

此法即介于意念与感觉之间的精神假借活动。比如，你站在那里，想象到有人打你一下，被想象的部位就会有所感觉，这就是意念的作用；或者，不管你想与不想，如果真的有人打你一下，被击部位均会产生痛觉，这就是感觉。因此，正确的意感活动就是选择一个适当的意念活动，而这种意念又不能太重，即多种气功所讲的若即若离、似有似无；或者说，所选用的意念活动应该是混混沌沌、模模糊糊的状况。

3. 养生桩的意感

大成拳的意感活动很多，但用于养生方面的有以下最常见的 3 种。

（1）水浴法

设想站在深至胸部的温水之中。在水中是跑不快的，是因为水有阻力；在水中没有在地面站得稳，是因为水有浮力。此时，站桩者应充分体验水的阻力与浮力，好像水波不断地冲击周身的皮肤、肌肉、筋腱和脏腑。

（2）挂棉法

意感自身骨架好似宝树枝干，肌肉则如朵朵棉花轻挂于枝干之上。棉花给人以轻、柔、飘、软、暖的感觉，如此体验棉花的这些属性，肌肉就会有离骨般的放松感，日久还会使肌肉与骨骼的缝隙之间产生暖酥酥、温丝丝的感觉，这就起到了内家拳法所讲的易经易髓作用。

（3）放松法

身体不适之感是肌肉紧张的缘故，那就有意地使肌肉放松。可先使两手、两臂、两肩、胸部、腹部、两腿、两膝、两脚掌放松，然后再使背部、腰部、臀部、两膝窝、两小腿、两脚跟放松。

上述 3 种调整方法没有绝对界限，它们之间可灵活变化，相互渗透使用，即在改变肢体调整的情况下，可任意的使用不同的意感调整法。

三、养生桩对呼吸及眼睛的要求

1. 养生桩呼吸状态

呼吸的状态有 3 种：自然态、过渡态和功态。站桩时，通常采取的是自然呼吸的方法。然而，随着站桩时间的延长，呼吸好像有不够用的感觉，此时会不由自主地深吸或大呼才会舒服一些。个别体弱多病者还会出现胸闷、胸痛的感觉，这种状况即是过渡态呼吸。如果不是特别难受，就不必管它，如果胸部很闷，把两臂自然降低即可消除。

为什么会出现过渡态呼吸呢？这是能量代谢的生理现象。我们知道，任何运动都需要能量，而且运动越剧烈，所需要的能耗就越多。能量产生的机理是：体内的能量物质与氧气结合产生能量、水、二氧化碳，能量被运动利用或参与了代谢，水被人体吸收，二氧化碳排出体外。人体激烈运动时，由正常的基础能量代谢方式已不能满足运动所需看，为了提供更多的能量，就必须快速地吸入更多的氧气，以产生大量的能量，在此过程中，同时也产生了很多的二氧化碳。而二氧化碳是酸性物质，在体内含量如果太多，就会引起酸中毒。为此，就必须通过快速的呼气方法将其排出体外。这就是剧烈运动时为什么会出现急促呼吸的原因。

或许有人会问，站桩时身体在原位并未发生移动，是否算作运动呢？回答是肯定的。这要从运动的本质加以分析。从表征上看，跑步等体育活动属于运动，但这些运动必须依靠肌肉的收缩来完成。因此，就运动本质而言，只要肌肉参与了收缩就属于运动。对于桩功而言，虽然站在原地未动，但为了维持特定的间架姿势，两腿和两臂的肌肉就要有一定的紧张度，即相关的肌群参与了收缩，故站桩也是运动。只是这种运动毕竟不是剧烈运动，不会产生呼吸急促的现象。既然站桩属于运动，就需要更多的氧气来参与能量的代谢，而由自然呼吸的供氧模式已不能满足桩功的耗能需求，于是就有了深吸一口气的自动调整现象，而深呼一口气感到舒服一些，是因为将二氧化碳排出了体外。个别人出现的胸闷即为缺氧的表征。这些都是过渡态呼吸所产生的现象。

当桩功的耗能与供能达到动态平衡时，加之随着站桩的深入，大脑逐渐进入静化状态，呼吸会自然的变为慢、细、深、长、稳、匀、悠。原来每分钟 16 次的自然呼吸状态可能变为 10 次、8 次、4 次、2 次乃至 1 次，此即为功态呼吸。此时的周身有充实感，内气有充盈感，而且吸气时上腹鼓起，下腹收回，呼气时则与之正好相反。这就是多种气功所追求的逆式呼吸法。假如刻意地采取这种呼吸方式，则会拔苗助长，往往产生偏差。大成拳桩功的呼吸起始于自然，调整于过渡态，再由过渡态自然而然地进入功态，不会产生偏差。

2. 养生桩眼神状态

桩功的眼神状态亦为 3 种：睁眼、闭眼、半睁半闭。所谓睁眼就是将两眼向前轻轻的盯着某一目标，如远处的高山峻岭或如画的景色，若在室内站桩，可盯着墙上的挂画或身前的盆景，若眼前没有可视之物，可随便选择一点轻轻盯着即可。但无论目视何物，均不可盯得太死，以似看非看的眼神即可。由于此种状态的视神经处于兴奋状态，其他大部分神经则处于抑制状态，也就是气功所定义的"入静"，从而又促使身体最大程度的放松，如此即可达到培养锻炼"内气"的目的。此种操作的缺点是：若长时间盯着某一目标，眼睛就会发干发涩。此时则应微闭双眼或半睁半闭。

闭眼的状态是睡觉的状态。故站桩时微闭双眼使人容易入静，这就会使肌肉达到更大程度的放松，而身心的松与静又能使"内气"得以强化。这是闭眼站桩的优点。但时间久了，闭眼站桩会使人发困欲睡，而且还会出现前后的摇晃。此时即可把眼睁开或半睁半闭。由此可见，眼睛的 3 种状态各有优缺点。但究竟采取何种的眼睛状态，则完全取决于桩功的实际感受。

四、练习养生桩的注意事项

1. 站桩时不要过度劳累，虽可以适当坚持，但要量力而行，适可而止，每次站桩都要留有余地。尤其那些体质较弱者及慢性病患者，更要注意运动量的控制。否则，不但不利于疾病的康复，反而会加重病情。只要严格按照"舒适自然"的原则要求去站桩，就不会出现疲惫不堪的状况。

2. 不要在过饱或过饥的情况下站桩。对于这一项，没有必要人为地规定饭后半小时或饭前半小时不能站桩。如果吃得太饱，大量的血液就会流向消化道，大脑的供血就不足，人就容易犯困；如果在太饿的情况下站桩，会因供能不足而头昏脑胀。

3. 不要在风口站桩，尤其是不能在迎风的方向站桩。否则，就容易发生伤风感冒，对于气管炎、肺病患者还会使病情加重。其原因是桩功的放松状态打开了毛孔，这样极易受到寒气的侵袭。

4. 睡前半个小时至一个小时不宜站桩。否则，会因大脑处于兴奋状态而难以入睡，特别患有神经衰弱的人，更要引起注意。

五、练习养生桩的三阶段

1. 姿势适应阶段

对任何人来说，初始站桩都有一个适应过程。即使是体健无病者也会因站桩感到肩酸臂痛，对于身有疾患者更是如此。有的人感觉站了好半天，一看表才两三分钟。此时万不可急躁，通过采取肢体调整和意感调整的方法来消除这些不适之感。只要能坚持一两周，姿势逐渐适应，先前的酸痛、乏力现象就会慢慢地被轻松愉快的感觉所代替。

此阶段除有疲惫反应外，还可产生微弱的酸麻感。这种功感可从两手再通过

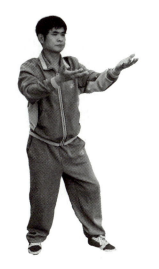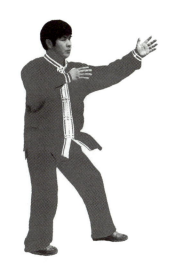

宗师王芗斋先生对桩功的描述为：不计较姿势好坏繁简和次序，须察全身内外得力不得力；守平庸，莫好奇，非常原来极平易，这种运动也算真稀奇；不用脑，不费力，行站坐卧都可以，里边蕴藏无限神思精金和美玉；钻研起来天生妙趣，谁能知，自力更生，足以支配宇宙，锻炼的愉快难比喻：飘飘荡荡随他去，精力充沛神不疲，注意头顶如线系，遍体松静力如泥。慧眼默察细胞系，如醉如迷，如疯如痴。虚灵独存，悠扬相依，浸在海阔天空涤万虑，管他日月星球在转移。只要恒心去站立，就有意想不到的舒适，此即前人不传的诀秘。

两臂逐渐地向全身漫延。有的还可出现蚁走感、电麻感，这些是毛细血管扩张、血液循环通畅的表现。

2. 桩功效应阶段

（1）正常效应

肢体适应了桩功的锻炼，各种酸痛之感逐渐减轻，站桩时相对安静，身体较为放松，由此所引起的"内气"效应更加明显。如发热、发胀、发麻、发凉、发重、蚁走、发痒等感觉会在身体的多部位出现，有时还会出现肌肉的跳动感、针刺感、内部充实感。

站桩过程使呼吸不断地减慢，会无意中按摩了胃肠。此时可能出现打饱嗝、出虚恭、肠鸣的现象。每当练功后，唾液增多，口腔清香、甘甜、头脑清晰、心情舒畅，步履轻快，食欲增强，睡眠良好。

（2）病灶效应

所谓病灶反应即在病区出现疼痛或病情出现反复现象。当"内气"效应冲击病灶时，则要引起病灶反应。例如风湿病患者，身上可能会出现冒凉气、冒凉汗的感觉；有高血压病、脑动脉硬化、脑血栓之类的患者，则要出现血压回升、头部紧、胀、疼痛等；只要不是反应太厉害，就不必停止站桩，可适当放松身体或稍加休息即可。当然病灶反应先前的病状反应有着本质的区别，它是向健康转化自然过程。万不可因此而终止练习。

（3）异常效应

就养生功法本身而言，是不会出现异常效应的。但站桩者如果对功法进行片面的理解，或顾此失彼，违背了桩功的原理与要领，就会产生异常效应。如站桩的姿势过于机械呆板，就容易使肌肉僵硬和酸痛，桩功后就会浑身乏力；站桩时急于求成，或意念诱导过重，就势必导致精神紧张，甚至出现头昏脑胀、心烦意乱、坐卧不安、食欲不振等。

3. 强壮舒适阶段

增强的"内气"逐渐打通了周身经脉，能量物质的聚集使浑身充满活力。到了此时，气血通畅、阴阳平稳、新陈代谢正常，疾病痊愈，无病者身体更加强健。此阶段的功感亦比较强烈，如身体的温热感、浑厚感、沉重感、整体感，或者有飘然感、轻浮感、过风往返感、汗毛直立感、肌肉离骨感等。每每站桩便是无法比拟的享受。此时心境静化，神意飘荡，如痴如醉，功后周身爽适，浑身是劲，精力旺盛。

站桩的功态呼吸会使自身具有很强的充实感，使身体能承受强大的击打力。这对欲求技击功夫的人来说，奠定了扎实的桩功基础。

第三章　大成拳临症康复法

作为一个自然的人，由于受到内环境和外环境的影响，到了一定时间或年龄阶段，人的先天"元气"和后天"宗气"既会由昌盛转为衰竭，又会在经络的运行中产生故障，人就会由健康转至亚健康，甚至发展为不同的病变。比如，一个人长期精神紧张或作息无规律，身体就会产生种种不适（亚健康），以致身患神经衰弱、抑郁症或高血压病等疾病；又如，那些经常暴饮暴食或生活无度者，先是大腹便便，身形臃肿，走路气喘，坐则思困，此即典型的亚健康状态，然后极有可能成为高血糖、高血脂、高血压病、冠心病患者。此外，无论什么原因引起的"内气"不足，均会造成免疫力降低，轻者经常感冒，小病不断，重者会滋生恶性病变。

既然亚健康或疾病会向我们走来，同样也会离我们远走而去。即使身患某种疾病，亦可通过有效的运动康复理疗方式（其方法包括调整生活节奏、改善饮食结构、适当的体育运动等）来消除疾患。如比较常见的颈椎病、肩周炎、腰椎病、关节炎、高血压病等病症，即可通过大成拳的养生法使其康复。大成拳养生法包括站桩、动功、临症康复、功力按摩等，其中临症康复法是李照山先生根据大成拳的养生原理及多年的研习、实践而创编。该法以浑元桩为基础，以不同的肢体运动方式来改善或消除疾患。

在大成拳临症康复功法中，浑元桩既是培养锻炼"内气"重要法宝，又是动功的间架基础，无论何种动功，均是将浑元桩作为起始式。站浑元桩具有强壮筋骨，温养气血，消除疾患的作用。患者在动功的前后都可练习，时间逐渐延长。站桩的开始，两手有胀麻感，此后，这种"内气"会慢慢向两臂乃至全身延伸。

大成拳临症康复法

本章仅介绍 5 种临症康复疗法，这些方法不但易学易练，而且效果明显，尤其是对颈椎病、肩周炎、腰椎病等疾病短期即见疗效。

一、擎天巨柱

1. 以左式为例。在浑元桩的桩式下，周身放松，以鼻深深吸气，待吸满气后，再将所吸之气缓缓以口呼出。在呼气的过程中，左脚向前迈步成丁八步，两臂向上抬起，两手高举过头，好似伸向遥远的星空。两手距离与肩同宽，掌心相对，十指向上。与此同时，下颌向上抬起，两眼斜向上，目视天空。至此，整个身姿如同擎天巨柱矗立于天地之间（图 214~ 图 217）。

2. 稍停片刻后，以鼻缓缓吸气，待吸满气后，再慢慢以口呼气，左脚随之后撤到原始位置，两手向前下方回落至浑元桩（图 218）的位置。

3. 右式的练法与此相同，方向相反。即在浑元桩的基础上，先慢慢把气吸满，然后，在右脚上步、两手上举的过程中，缓缓将气呼出；在下颌上抬、两手上举的状态下，再次吸气，此后，在下颌回收、两手下落至浑元桩位置的过程中，以口缓缓将气吐出（图 219~ 图 221）。

4. 如此即是一个完整的擎天巨柱练习，每组做 3 个完整练习即可。

养生健身功效：

擎天巨柱动功对上肢、两肩、颈椎、腰椎、两腿等运动系统的疾患均有一定的康复效果，尤其是对颈椎病的患者，可直接起到牵引与复位的作用，若能配合回首弓射练习，效果更佳。

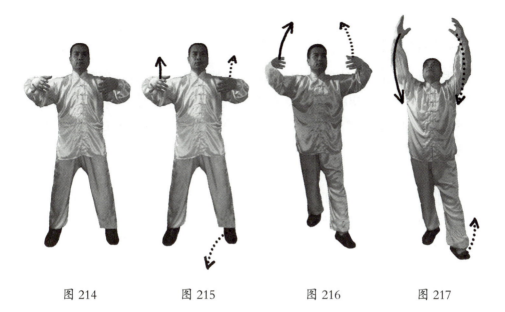

图 214　　　　　　　图 215　　　　　　　图 216　　　　　　　图 217

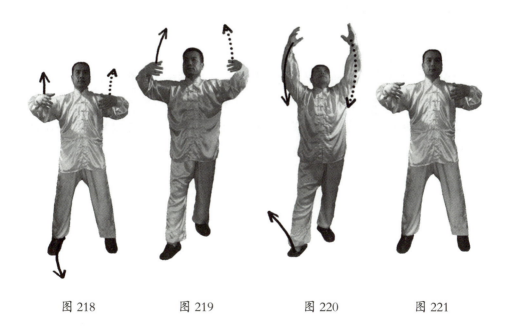

图 218　　　　　　　图 219　　　　　　　图 220　　　　　　　图 221

二、回首弓射

1. 先站成浑元桩（以侧位为例），整体松静片刻后，以鼻深深吸满空气，然后，再以口慢慢将气吐出的前提下，左脚先上步为丁八步，上身再向左后方转动，两臂带动两手向左后方摆动，左臂伸直，左手置于身后，掌心向右，右手置于左肩前约半尺距离，掌心向后，整个定势动作如同回首拉弓射箭之状（图222、图223）。

2. 在保持左式回首弓射的状态下，以鼻深深吸气，此后，在缓缓以口吐气的过程中，左脚后撤至原位，上身随之向右转身至正前方，两臂两手向右摆动至浑元桩的状态（图224）。

3. 身体稍作休整后，再依法配合呼吸做一个右式的回首弓射的练习（图225~图227）。

4. 然后，在先吸后呼的过程中，做一个撤右脚、左转身、摆两臂的动作练习，乃至完全恢复浑元桩的状态（图228）。

5. 如此即完成了左右回首弓射的完整动作练习，每组做3个完整练习即可。

养生健身功效：

"回首"可强化颈部的活动，两臂模拟拉弓射箭动作有利于恢复肩臂功能，左右的转身可锻炼腰肌，因此，回首弓射的练习对于颈椎病、肩周炎、腰部病症均良效。对于颈椎病患者而言，若能配合擎天巨柱练习，则可起到相辅相成的作用；配合前伸后拉练习，则有相辅益彰之效；与踩步顶腰同练时，则能事半功倍。

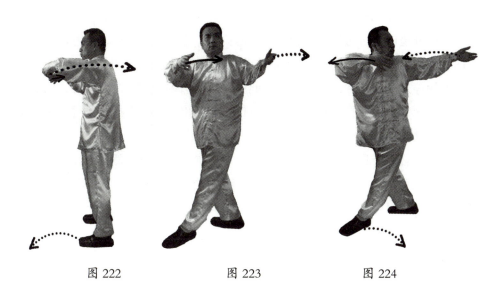

图 222　　　　　　　　　图 223　　　　　　　　　图 224

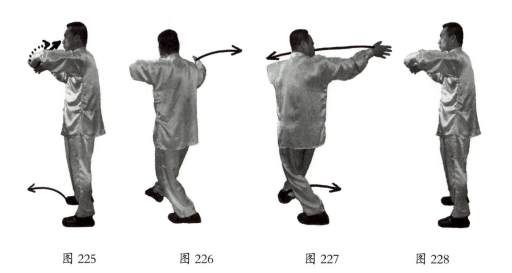

图 225　　　　　　图 226　　　　　　图 227　　　　　　图 228

三、前伸后拉

1. 先站成浑元桩，在放松入静的前提下，深吸一口气，然后，左脚进步成丁八步，两臂边向里挤边使两手合掌于身前位置，十指指端向前，两臂筋腱尽可能向前延伸（图229、图230），在此过程中，以口缓慢将气吐出。

2. 稍停片刻后，深深以鼻吸气，此后，两臂边内旋边使两手向外、向后运行至身后，两掌合于后腰，与此同时，以口将气呼出，头向上抬，两臂两手尽量向上向后拉动（图231、图232）。

3. 两掌轻置于腰部并作适当放松后，以鼻深吸一口气，然后，在以口吐气的状态下，两手向外、向上再向前合掌于身前（图233、图234）；两臂稍作前伸的动作后，先以鼻吸气，再以口将气吐出，同时，左脚后撤至原始位置，两手分开并向后回拉至浑元桩的状态（图235）。

4. 肢体稍作休整后，右脚上步，再做右式的前伸后拉练习。即以鼻吸气后，在缓慢吐气的过程中，上右脚，两臂两手向前伸出（图236、图237）；此后，先吸气再吐气，并完成两臂两手的合掌后拉动作（图238、图239）；两手置于腰部，身体休整片刻，在完成深呼吸的同时，两臂两手向前做伸出动作（图240、图241）；最后，先吸气再吐气，在右脚后撤的同时，两臂两手向后回归至浑元桩的位置（图242）。

5. 如此即完成了前伸后拉的完整动作练习，每组做3个完整练习即可。需要说明的是，开始练习时，如果感到两手在身后合掌后拉不太适应，也可使两手以十指交叉的方式置于身后，以便两手更好地向上提拉。

养生健身功效：

前伸后拉动功专为肩周炎患者而设立。肩周炎常被称作"五十肩"，意即50岁左右的人易患此病。患者的肩部出现非细菌性炎症，如积液渗出、组织粘连、疼痛难忍、活动受限等症状。前伸后拉练习可对肩部相关组织起到挤压按摩作用，可增强肩部与臂部肌力和韧带弹性，可被动地强化肩臂的运动，这对消除炎症与组织粘连效果显著，坚持锻炼，治愈可期。另外，前伸后拉练习对臂部、颈部、腰部的疾患也有一定康复作用。

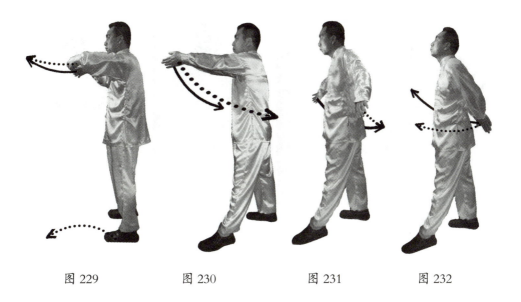

图 229　　　　　　图 230　　　　　　图 231　　　　　　图 232

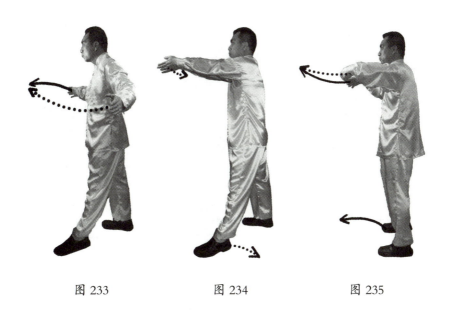

图 233　　　　　　　图 234　　　　　　　图 235

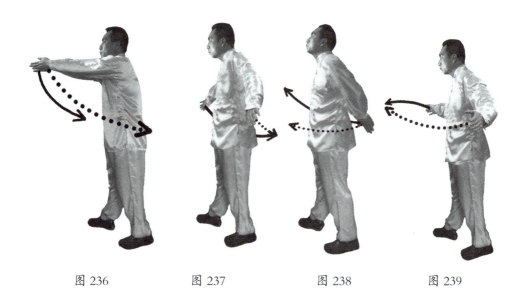

图 236   图 237   图 238   图 239

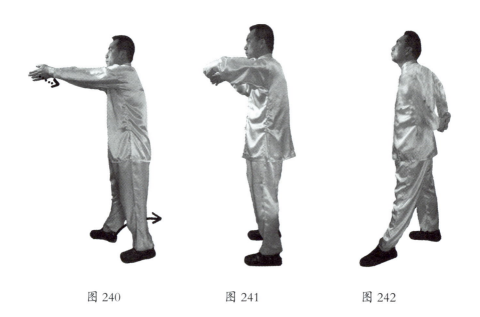

图 240   图 241   图 242

四、仆步压腿

1.先站好浑元桩，整体放松，大脑安静，缓慢吸气后，左脚向左开步，然后，在以口将气慢慢吐出的过程中，身体下沉，左脚继续向左平移至仆步式，左手向左下方运行至大腿上方，并以空握拳按压于左腿，右手向右上方提至右额前约七八寸距离（图243~图245）。

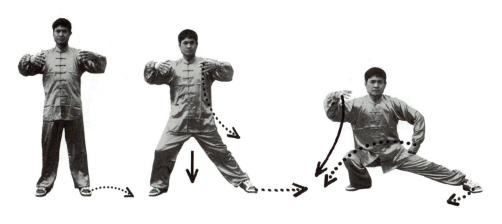

图 243 图 244 图 245

2.按压左腿时，要心境平和，凝神静气，稍停片刻后，以鼻将气吸满；随之，在以口吐气的同时，左脚右摆，上身右转；左拳先向右上方、再向右下方弧形运行至右脚左前方约半尺距离，左拳面触击地面；右手向右下方运行至右脚右前方约四寸距离，右掌变拳以拳面触击地面（图246）。

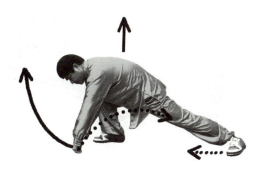

图 246

4. 稍停片刻后，以鼻吸气，在两臂两拳向下支撑地面的前提下，缓缓以口吐气；左脚向右平移后再向左运行至原位，两拳离地；左拳变掌向左上方运行至左胯稍上方后，再向右上方运行；右拳变掌向左上方运行，此时，肢体状态回归至浑元桩（图247、图248）。

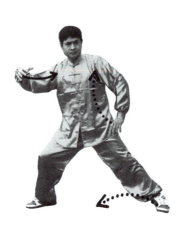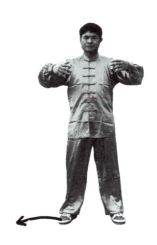

图 247   图 248

5. 然后再依法做一个右式的仆步压腿动作，即吸满气后，吐气时右腿变仆步，右掌向右下方运行并变拳压腿（图249、图250）。

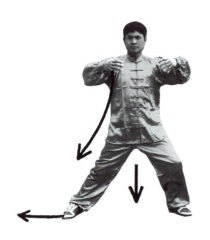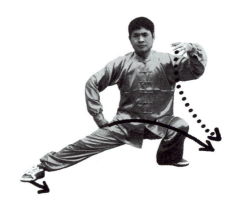

图 249   图 250

6.在右式仆步压腿状态下，先吸气再吐气，并在吐气的状态下上身左转，两手运行至左脚左右两侧稍前方（图251）；最后，再次以鼻吸气，在此后的呼气过程中，上身右转，右腿左移，两拳变掌回归至浑元桩状态（图252、图253）。

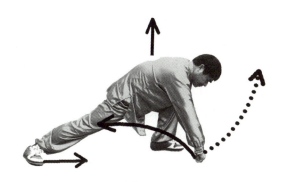

图 251

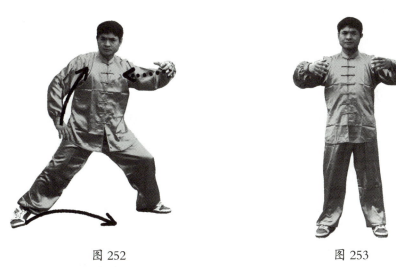

图 252   图 253

7.待周身休整后，再做2个左右仆步压腿动作即可。

养生健身功效：

仆步压腿对于锻炼腿部力量、提高腿部筋腱的柔韧性效果显著。对于腿部或腰部有疾患者，如下肢有关节炎病变者，尤见疗效。当然，对于关节炎患者或年龄较大者，开始练习时，会因为仆步或压腿而难以适应，此时的仆步不要太低，要循序渐进，只要能坚持下来，就会收到意想不到的效果。

五、踩步顶腰

1. 起势动作为浑元桩（以侧面为例），左脚上步变成丁八步，两腕边内旋边使两手向前下方按动，右手略后于左手二三寸距离，十指斜向前上方（图 254、图 255）。在两掌保持扶按桩的前提下，左脚先向前进步，右脚随之跟进，此为左踩步的练法。再向前连走两个踩步，当最后一个踩步定式后，右脚向前上步与左脚形成开立步，右手略向前移与左手相齐，然后，两手向下向后以空握拳的方式置于后腰部位（图 256、图 257）。

2. 以鼻深深吸气，在此后以口吐气的过程中，两脚跟离地，两手以第二掌骨部位用力向前顶按腰部，以形成重心不稳之势，此时，左脚自然向前上步，右脚自然地随之跟进（图 258、图 259）。

3. 两脚跟落地，两拳变掌向外分开后，再向前运行，两小臂与地面平行，两掌心向下，此动不停，两臂边外旋边使两手向上回拉至浑元桩位置（图 260、图 262）。右脚向前进步成丁八步，两臂边内旋边使两手向前下方运行至右式的扶按桩状态（图 263）。此后，再做一个右式的踩步顶腰练习。

4. 如此即完成了左右踩步顶腰的完整动作练习，每组做 3 个完整练习即可。

养生健身功效：

踩步顶腰练习对应的病症为肾虚腰酸、腰肌劳损、腰椎间盘突出等。通过踩步可增加腰肌力量，而顶腰动作则类似于推拿手法的操作原理，这些均有利于消除腰部病症及椎间盘的复位。

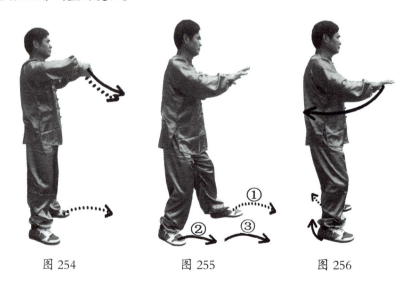

图 254　　　　　　图 255　　　　　　图 256

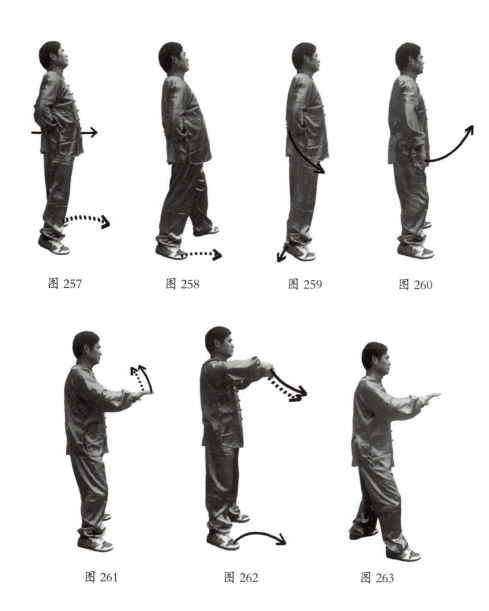

图 257　　　　　　图 258　　　　　　图 259　　　　　　图 260

图 261　　　　　　　图 262　　　　　　　图 263

　　以上介绍了 5 种临症康复练法，而且每式练法要求练习 3 遍，但实际操作时要因人而异。习者可根据自己的病症有选择地练习，若只选择其中一式或两式练习，则不必拘泥 3 次，多练几次亦可；若习者每式都练，而又时间仓促，同样不必刻意练习 3 次，每式仅练 2 次甚至 1 次也可。

六、临症康复选功法

大成拳五形动功和大成拳养生桩对不同的疾病均有一定的康复作用，但不同的动功或桩法又有各自的独特性，每一个习练者应根据自身的体质状况、病情的类别以及病程的长短，有针对性地选择适合自己练习的功法。这里仅选择几种最常见、最重要、最具有代表性的病症来介绍临症康复选功的方法，望习者从中有所感悟，并以此洞悉其他疾病的功法选练方法。

临症康复选功参照表

序号	常见病症	可选练功法
1	高血压病	① 仙鹤展翅；② 黑熊运步；③ 养气桩。
2	冠心病	① 振翅翱翔；② 左顾右盼；③ 抱球桩。
3	糖尿病	① 灵猴摘桃；② 左顾右盼；③ 浑元桩。
4	气管炎	① 黑熊击掌；② 虎前扑；③ 浑元桩。
5	神经衰弱	① 虎形；② 双蛇舞动；③ 抱球桩。
6	颈椎病	① 运步转身；② 引吭高歌；③ 浑元桩；④ 卧式练法。
7	腰椎间盘突出	① 蛇形；② 黑熊运步；③ 背手桩；④ 小垫步。
8	关节炎	① 黑熊运步；② 仙鹤展翅；③ 白蛇吐信；④ 抱球桩。
9	阴囊潮湿	① 仙鹤展翅；② 摩擦步；③ 抱球桩。
10	痔疮	① 黑熊运步；② 惊蛇游动；③ 托球桩。
11	肺结核	① 虎形或熊形；② 坐拉桩、卧吊桩或侧卧桩。
12	胃下垂	① 蛇形；② 托球桩、浑元桩或托婴桩。

后 记

茫茫环宇，浩瀚星空，作为大自然中的人，是天地孕育出的精灵。只有珍惜生命，才能不负上苍赋予人类的馈赠。

稍加懂事的孩童就知道生病不好，长大后逐渐明白了健康的重要性，步入中年或老年时，愈加渴求生命的质量。虽然每个生命都会终结，但在生存期间，如何活得舒心和愉悦，并使生命更有价值，则受到物资、金钱、健康等诸多因素影响，其中健康是第一位的。有了健康的身体，可以创造物资、挣来金钱；否则，即使拥有丰富的物资和金钱，一但身体有恙，却换不来昔日的健康，那些知名的商界精英、政坛高官、影视巨星早年英逝者不乏其例。当最终化为尘土时，身前拥有的所有均不再属于自己。那些整日病体缠身、呻吟度日者，那些在病床上度过余生十年之久者，即使能够长寿，亦失却了生命之意义。

由于遗传和内、外环境的影响，中医所讲的"元气"就会由昌盛转为衰竭，人就会由健康转至亚健康，乃至发展为不同的病变。我们可以了解一下40岁以上的身边人，总会被颈椎病、肩周炎，腰椎病、关节炎、糖尿病、冠心病、高血压病等疾病所困扰。不少人要一生离不开有着副作用（甚至是毒作用）的化学药品。传统的内家拳法和养生功法是有效的祛病康复之法。

大成拳养生法包括站桩、动功和功力按摩，其中的动功除站桩之外的"七妙法门"中的其他功法外，还有健舞、五形动功和临症康复法等有益于养生的功法。这些拳法中的特殊练法，不同于外家拳中那些穿蹦跳跃之法。因为外家拳的套路适宜于青少年强身健骨，不利于中老年人用来养生。那些武术技击家、武打明星并不见得与同龄人健康。有不少老拳师至老年时亦不得不放弃毕生所学，而转习站桩或其他健身气功和动功。

本书中五形动功、养生桩法、临症康复法或许能为您提供一个适宜修身健体和延年益寿之法。

微信扫码　看教学视频

大成拳五形动功简介

虎形

鹤形

熊形

猴形

蛇形

大成拳五形动功快练欣赏

大成拳健舞

大成拳养生桩

大成拳临症康复法